4. 噛み合わせできるかな？　（摂食咀嚼嚥下、おしゃべり、表情に関与します）

	評価方法	元気度レベル	日常生活の状態
⑦	上下顎をカツカツと噛み合わせる	2	・「カツカツ」と音が聞こえる位、しっかりと噛み合わせることができる
		1	・噛み合わせはできるが音は聞こえない　または 　噛み合わせの動作は確認できるが、口は開けない
		0	・口を動かす動作を確認できない、拒否する

5. 楽しくおしゃべりできるかな？

	評価方法	元気度レベル	日常生活の状態
⑧	会話時の発音明瞭度を評価する	2	・話すスピードも適当、会話内容が良く理解できる
		1	・発音が不明瞭な部分がある、理解するのに苦労する場合もある
		0	・話の内容が理解できない、声が小さく聞き取りにくい

6. 早口言葉言えるかな？　（口唇、舌の巧緻性に関与します）

	評価方法　（オーラルディアドコキネシス）	検査結果	判定基準（5.9回/秒）以下の成績の有無
⑨	10秒間に「パパパ…」と連続発音し測定回数を1秒間当たりに換算する	回/秒	1. あり　　2. なし
⑩	10秒間に「タタタ…」と連続発音し測定回数を1秒間当たりに換算する	回/秒	1. あり　　2. なし
⑪	10秒間に「カカカ…」と連続発音し測定回数を1秒間当たりに換算する	回/秒	1. あり　　2. なし

⑨⑩⑪のいずれかで5.9回/秒以下の成績が　　　ある　　　なし

5.9回/秒以下の成績がある場合は口腔機能低下の疑いあり

7. 基本チェックリスト（口腔機能の評価項目）　介護予防の現場で多くの職種が使用しています

	質問項目	回答	得点
⑫	半年前に比べて堅いものが食べにくくなりましたか	1. はい　　0. いいえ	
⑬	お茶や汁物等でむせることがありますか	1. はい　　0. いいえ	
⑭	口の渇きが気になりますか	1. はい　　0. いいえ	

⑫⑬⑭1の合計点数　　　　　点　　2点以上で口腔機能低下の疑いあり

この評価法の使い方と説明が『歌って気づく！フレイルと認知症』本文 p.58～66 にあります。

「効果の見える音楽療法」実践BOOK

歌って気づく！フレイルと認知症

音楽療法で口から診断・予防します

Kouya Itaru
甲谷 至

歯科医師・神奈川リハビテーション病院歯科口腔外科部長
日本音楽療法学会認定音楽療法士

付録 すぐ判定できる「お口の元気度」評価法

あおぞら音楽社

――序にかえて
音楽療法士は、「歌うフレイル予防士」

「くちびるに歌を持て
　心に太陽を持て」　（ドイツ詩人フライシュレンの「心に太陽を持て」より）

　これはみなさんご存じの詩の一節ですね。子どもの頃、暗唱した人も多いのではないでしょうか。くじけずに勇気をもって明るく明日に向かう人生の応援歌として馴染まれてきました。
　この一節、「くちびるに歌を持て」を音楽療法士のみなさんに捧げたいと思います。歌を多くの人と分かち合うことで厳しい時代を共に乗り越えていきましょう。それと共に歯科医師・口腔専門医の私からみなさんにこう申し上げたい。一人でも多くの**対象者の「くちびるに歌」を持たせることで、「歌うくちびる」を観察してほしい**のです。くちびるは歌った時に口腔機能の状態が如実に表れます。**歌うくちびるは、その人の健康状態を知るバロメーター、各種の症状の兆候が表れるリトマス試験紙**なのです。

　冒頭から硬いことを申し上げましたが、最近次のような記事が世間をにぎわせました。
　『人は喉から衰える「誤嚥性肺炎」で死なないための10か条　～鍵は「喉仏」にあり』
　これは週刊誌の特集記事でしたが、その後も各種メディアによる「誤嚥性肺炎予防」の啓発キャンペーンは後を絶ちません。先の記事では「のど仏と嚥下力の関係」が説明され、「高い声で歌うことも効果あり」とトレーニング法にも触れられています。この誤嚥性肺炎と口の健康の切っても切れない関係についてはすでに拙著『歌うことが口腔ケアになる』（2008年）の中で警告してきましたが、ここに来て一般の方々の間にも**「口やのどと健康寿命の関係」**が徐々に周知されるようになってきました。

　超高齢社会の今、国民の健康寿命を伸ばすことは待ったなしの課題です。我が国がその対策として目をつけたのが**「フレイル」の概念の普及とその予防**です。「フレイル」とは加齢に伴って起こる「栄養状態の低下」、「筋力・筋肉量の低下」を主症状とする不安定な健康状態を指します。詳細は本文に記しましたが、**フレイルはまず口に表れる**のです。フレイル予防は口の健康なくして達成することはできません。

音楽療法士の方々は日頃、シニア世代の方々とセッションで歌っていますね。その中で次のような場面はありませんか？

　1人ずつお好みの曲を皆の前で歌うコーナーで、その日歌った方の近くで話しかけた時、以前は感じなかった口臭に気づいたのです。胃腸の具合が悪いのかな？と思い、そこでは特別な対応はしませんでした。

　また別の参加者は、以前と比べて声の張りが悪く、高い声が出しづらいように見えました。ご本人は気づいていないようでしたが、何か以前と違うなと音楽療法士ならば感じるはずです。それを見逃さないようにしていただきたいのです。では、何が原因なのでしょうか。

　2018年4月の歯科診療報酬改定において「**口腔機能低下症**」が保険医療での**正式な病名**として認められ、**保険医療の仲間入り**をしました。

　それを診断する基準が次の7項目です。①口腔不潔　②口腔乾燥　③咬合力低下　④舌口唇運動機能低下　⑤低舌圧　⑥咀嚼機能低下　⑦嚥下機能低下

1) これら7項目のうち**3項目以上**に該当する場合、「**口腔機能低下症**」（これはフレイルの段階）と診断されます。歯科医院の治療が必要な状態です。受診に際し保険が利きます。

2) **1～2項目**に該当する場合は、「**オーラルフレイル**」（フレイルの一歩手前の状態）と診断されます。口腔内に些細な機能低下が認められる状態で、治療は必要ありませんが放っておくと口腔機能低下症に進む可能性が大です。オーラルフレイルの段階で適切な予防とリハビリを始めれば、フレイルに進まず、要介護を後延ばしにできることになります。そして実は「フレイル」も「認知症」も、そして多くの病気が、**些細な口腔機能の低下（オーラルフレイル）から始まる**のです。

　先ほどのセッションの例ですが、音楽療法士が参加者の、以前にはなかった「口臭」、「高い声が出しづらくなった」症状に出会うことは少なくないはずです。これらはそれぞれ「口腔不潔」、「嚥下機能低下」などが原因と考えられます。

　では音楽療法士はどのように対応したらよいのでしょう。音楽療法で行う歌のセッションの中で些細な口腔機能の低下は常に同居していると考えられます。歌唱中よく出遭う場面の発見・対応が、フレイルの兆候を発見・予防し、さらに介護予防と各種医療への診断・治療へとつなぐことができるのです。つまり「**音楽療法での発見が、保険医療へと直結させる道筋になる**」のです。

「音楽療法でのよくある場面の発見」と説明しましたが、どのような状態に気づけばよいのか難しいと思います。何か基準はないのかという質問も受けました。そこで今回「お口の元気度」評価法—「音楽療法士のための口腔機能評価法（OFAM）」を作成しました。

　特別な方法ではなく、口腔の健康状態を０〜２の元気度レベルで簡単に評価できるようにしてあります。さらに大切なことは、「お口の元気度」評価法を、保険医療となった「口腔機能低下症」の７つの診断規準に対応する検査内容としてあることです。音楽療法士でも歯科医療従事者と同じ症状を観察できるように工夫しました。さらに、「口腔機能低下症」の７項目の症状に対処するには、どのような選曲をしたらよいか、どのように話しかけ、どのように説明すればよいか、どのような体操を日常的に行うことがよいのか、私なりの具体策を本書にまとめました。

　このように些細な口腔機能低下の参加者に対し、音楽療法士が「お口の元気度」評価法で評価・診断し、各々に合った音楽と音楽療法を提供することによって「フレイル予防」「認知症予防」が一歩前進するのです。

　本書は「フレイル」、「オーラルフレイル」、「認知症」、「誤嚥性肺炎」、「曲の分析」、「発音方法」、「評価法」、「実践トレーニング」と多岐にわたる内容となっています。一つずつ読み進めていただくことで、口の健康と「誤嚥性肺炎予防」、「フレイル予防」「認知症予防」の関係がご理解いただけると考えます。

　そして今後、今以上に必要とされる高齢者の身体機能維持に向けた音楽療法の一分野として本書をご活用いただければ、著者としてこのうえない喜びです。

甲谷 至
（2018 年盛夏　横浜の自宅で）

「効果の見える音楽療法」実践BOOK
歌って気づく！ フレイルと認知症
音楽療法で口から診断・予防します
CONTENTS

はじめに　音楽療法士は、「歌うフレイル予防士」 …………………………… 3

ダイジェスト 歌って気づく！ フレイルと認知症
なぜ「音楽療法で口から診断・予防」できるの？ …… 8

歌うことの効用 / フレイル高齢者と介護保険制度 / フレイルとオーラルフレイル /
口の働きと全身のつながり / 大脳と口腔の関係 / フレイル高齢者への音楽療法 /
口から発見　診断・予防する / 保険医療とリンクする音楽療法

基礎編 音楽療法で「口から診断・予防する」ための必須知識

1　高齢者と介護保険制度 …………………………………… 22
2　口の働きと全身のつながり ……………………………… 26
3　フレイルって何？　オーラルフレイルとは？ …… 28
4　誤嚥性肺炎を予防する音楽療法 ………………………… 33
5　認知症と口腔機能 ………………………………………… 36
6　唾液分泌は音楽療法のキモ ……………………………… 38
7　フレイルに対応する音楽療法 …………………………… 41

口腔機能低下症 ……………………………………………… 47
「お口の元気度」評価法 …………………………………… 58

実践編 「歌う」口腔トレーニング　口腔機能の変化を活用した練習曲集　67

「口腔機能にかかわる発音」の種類　・「母音ア・イ・ウ・エ・オ」舌の位置と口唇の形 … 68
　　　　　　　　　　　　　　　　　・口唇・舌の運動機能の要「パ・タ・カ」の発音 … 69
各12ヵ月のグラフはこう読み取る　歌うことで「口腔機能を変化」させている！ ………… 70

歌う口腔リハビリ 練習曲＆歌謡曲

1月	ゆき／茨城　水戸黄門	74
	アンコ椿は恋の花（咬合力低下のためのリハビリ曲）	76
2月	富士山／北海道　札幌雪まつり	78
	虹と雪のバラード（低舌圧のためのリハビリ曲）	80
3月	ひな祭り／京都　舞妓さん	82
	赤いハンカチ（咀嚼機能低下のためのリハビリ曲）	84
4月	春の小川／長野　軽井沢	86
	いつでも夢を（口腔乾燥のためのリハビリ曲）	88
5月	茶摘み／静岡　日本茶	90
	バラが咲いた（舌・口唇運動機能低下のためのリハビリ曲）	92
6月	雨ふり／鹿児島　桜島	94
	潮来笠（口腔不潔のためのリハビリ曲）	96
7月	浦島太郎／京都　祇園祭り	98
	こんにちは赤ちゃん（口腔不潔のためのリハビリ曲）	100
8月	ごんべさんの赤ちゃん／徳島　阿波踊り	102
	お嫁においで（低舌圧のためのリハビリ曲）	104
9月	どんぐりころころ／富山　薬売り	106
	僕のマリー（嚥下機能低下のためのリハビリ曲）	108
10月	鉄道唱歌／三重　お伊勢参り	110
	ブルーシャトウ（舌・口唇運動機能低下のためのリハビリ曲）	112
11月	たき火／新潟　コシヒカリ	114
	よこはまたそがれ（嚥下機能低下のためのリハビリ曲）	116
12月	浦島太郎／秋田　なまはげ	118
	ブルーライトヨコハマ（口腔乾燥のためのリハビリ曲）	120

嚥下機能低下のリハビリ 歌う喉頭挙上のための練習曲

「のど仏を上下させる」歌唱で、嚥下力低下にそなえる！ …… 122

駅馬車／冬の星座 …… 126　　大きな古時計／故郷の空 …… 127
ピクニック／スキー …… 128　　おお牧場は緑／ともしび …… 129
トロイカ／もろびとこぞりて …… 130　　ジングルベル／ジョニーへの伝言 …… 131
函館の女 …… 132

「お口いきいき健康体操」—「天使の誘惑」を使って …… 133

終わりに 全身のメインテナンスの出発点は、歌う口にあり …… 138
参考文献 …… 140

> **ダイジェスト**
>
> # 歌って気づく！ フレイルと認知症
> なぜ「音楽療法で口から診断・予防」できるの？
>
> 音楽療法士10年のあおいさん

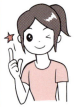

　あおいさんは音楽療法士。高齢者の施設を中心に定期的に音楽療法のセッションをしています。最近は自治体主催の介護予防教室から音楽療法の仕事の依頼を受けたりしています。

　2008年に『歌うことが口腔ケアになる』の本を勉強し、音楽療法に口腔ケアの考えを取り入れてきました。歌うことの効用や音楽療法の目的などを専門の医療職、介護職、自治体の介護予防事業担当者の方々に説いてきたり、音楽療法の参加者のみなさんにもわかりやすく伝えるようにしてきました。でも反応はいまいち…。

先日もデイサービスで利用者さんから、こう言われました。
A 「歌が身体にいいだって？　そんなことあたりまえだろ。好きな歌うたってりゃ気持ちがいいし…。理屈っぽい話はたくさんだ、音楽なんとかの先生、青いぞ！」
　　…とやられました。
B 「歌うことで人の寿命が延びるだって？　バカ言え。先日転んでしまって骨折さ。お隣の仲間は認知症が進んでるし。何が歌だよ。歌で骨折を防いだり、認知症にならないようにできるのかい？　歌で気持ちをなぐさめるくらいなら、酒のほうがいいね」
C 「歌は好きよ。だから楽しく歌いたいの。口を大きく開けてだの、はっきり発音しろだの、よけいなお世話よ。パタカラもいつもやらされるけど何なの、面白くない。バカにされてるみたい」

　と、こんな反応が多いのです。あおいさん自身も、この反応はもっともだという気がします。さらに施設の理事長さんから呼ばれ、こう言われました。

　「この春（2018年4月）から、ウチの施設も成果主義を採り入れてるんだけどね。利用者さんの介護度の重度化を防ぐこと、ADLを維持していくこと。これが今の目標。ウチのデイも生き残りに大変。音楽療法は毎週やらなくてもいい。たまにボランティアで来てくれないか」

ガ〜ン！　あおいさんの仕事がなくなりそうです。あおいさんは、これまで口腔ケアを念頭においた音楽療法は意味があると思い、施設のスタッフや医療職・介護職の方々に有効性を説いたり、現場ではひたすらパタカラ歌唱や口腔体操をやってみたりしました。何と言っても歌を使った音楽療法が**誤嚥性肺炎の予防にもなる**という根拠は強い、と自信を持っていたからです。
　しかしそれも、どうも独り相撲だったのでは…？　と、今感じ始めています。

　ガケっぷちに立たされたあおいさん。『歌うことが口腔ケアになる』の本で初めて出会った「困った時の助っ人」歯科医師・音楽療法士である甲谷至先生にSOSを求めることにしました。

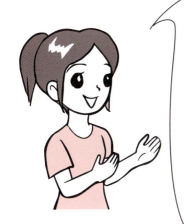

甲谷先生、私は10年間、口腔ケアを採り入れた音楽療法をやってきましたが、続けるのがむずかしいです。
これが今の私の3大悩みです。
(1)「歌で寿命が延びるなんて、バカ言え」と言われました。
私は歌の効果を信じていますが、根拠がありません。
(2)「介護度の重度化を防ぐことが優先」と言われ、
仕事のクビを切られても何も言えませんでした
(3) 口の開け方や発音の仕方を言うのは、歌の楽しさを
ぶちこわすことになるのでしょうか？

※これは高齢者の音楽療法をしている人なら誰でも感じていることです

よく、わかった。この10年よくがんばったね。
3つとも答は出ているよ。厳しく見える時代だけれど、
口腔機能への注目は近年ますます熱く高まっている。
口が全身の健康へのスタートなんだ。
音楽療法士はむしろこれからが出番なんです。
そのことを今からひとつずつ考えよう。

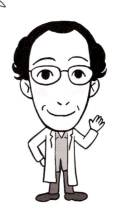

※介護保険制度の知識とともに、介護予防では新たに「フレイル」の概念を学び対応していくことが必須です。また認知症対策として、国が打ち出した「新オレンジプラン」から学ぶことが大事です。さらに2018年4月から、「口腔機能低下症」に医療保険が適用されたことの意味を考えることが突破口になっていくでしょう。

歌うことで…

本書はここを話題にします

- **フレイル予防**
- **認知症予防**（器質面での）
- **誤嚥性肺炎の予防**
  *
- 口腔機能の向上（摂食・咀嚼・嚥下、発音、発話、表情）
- 唾液分泌
- ホルモン分泌
- 血流循環の調整
- 内臓や自律神経のリズム調整
- 心肺機能の向上
- 運動器の機能向上
- 感覚器の機能向上（聴覚・視覚・触覚）

身体機能の側面 ― 近年注目されてきた

量的な検証
（細分化して取り出し、数値で可視化）

音楽そして歌うことは、芸術や文化的行為であることはまちがいありません。
そのことは音楽療法士のみなさま、ご承知の通りです。音楽は海底活火山のように底は限りなく広く深く、マグマを内に秘めている。効用も限りなく多い。そこから今、社会に優先されるものを抽出してみましょう。

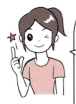

おさらいになりますが、
この海底火山のような水面から下の領域は、これまでの音楽療法でおなじみでした。
水面から上は、一部の領域には光が当てられていました。
でも、フレイル予防や誤嚥性肺炎の予防、認知症の器質面からの予防は知られていません。

認知面 認知機能の側面

見当識、判断力の向上
記憶力、記銘力、覚醒力、回想力の増加
観察力、集中力、注意分配力、連想力、発想力の向上

― 共通認識となっている

フレイル予防は時代の最先端、
認知症と誤嚥性肺炎の予防は顕在ニーズ化してきました。

1 歌うこと の意味と効用

ダイジェスト

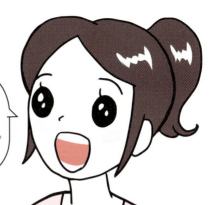

「歌うことの意味を確認することは、私たちにとって日々の務めです。こんなにたくさんの効用があります。でも仕事に結びつきません。」

「歌うことの素晴らしさに変わりはありませんよ。人類みんなの共有財産です。」

質的な検証
（複合的視点で統合再編成して脈絡を可視化）

社会面
人間関係の側面

他者認知、参加意欲、自発性、
一体感、競争心、共感力
集団適応力、調和・共鳴への気づき
コミュニケーションの活性
閉じこもり予防、うつ（鬱）の予防
世代間交流
地域文化の創出

心理面
主観・実感の側面

感情や情動の発散・調整
ストレス発散、癒し
達成感、充足感、安心感、
想像力の増加

音楽療法で口から診断・予防します　11

2 フレイル高齢者と介護保険制度

フレイルとは、加齢とともに身体と心が虚弱になってくる状態のことです。（下の図）

フレイル高齢者とは、右の「5％の虚弱な高齢者」と同じですか？

※「要介護認定者」の予備軍となる「フレイル高齢者」は介護保険制度の区分からは見えないことが多い（p.23）

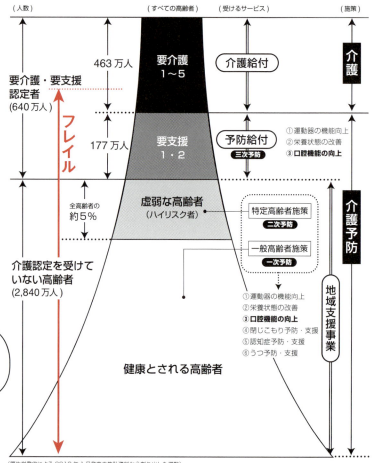

介護保険制度と高齢者

（人数）　（すべての高齢者）　（受けるサービス）　（施策）

- 要介護・要支援認定者（640万人）
  - 要介護1〜5　463万人　介護給付　／　介護
  - 要支援1・2　177万人　予防給付　三次予防
    - ①運動器の機能向上
    - ②栄養状態の改善
    - ③口腔機能の向上
- 虚弱な高齢者（ハイリスク者）　全高齢者の約5％
  - 特定高齢者施策　二次予防
  - 一般高齢者施策　一次予防
- 介護認定を受けていない高齢者（2,840万人）
  - 健康とされる高齢者
  - ①運動器の機能向上
  - ②栄養状態の改善
  - ③口腔機能の向上
  - ④閉じこもり予防・支援
  - ⑤認知症予防・支援
  - ⑥うつ予防・支援

介護予防／地域支援事業

（厚生労働省による2018年1月発表の集計資料から割り出した概数）

いや、もっと多いと考えらえます。下の図がフレイル高齢者の大まかなイメージですが、健常から身体機能障害になるまでに広いゾーンがあります。
「フレイル」「オーラルフレイル」は自身では気づかないような些細な機能低下という概念です。在宅の健康な高齢者でも、このような症状を隠し持っています。

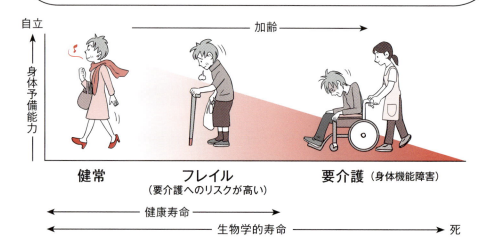

自立 ← 身体予備能力　　加齢 →

健常　／　フレイル（要介護へのリスクが高い）　／　要介護（身体機能障害）

健康寿命　／　生物学的寿命 → 死

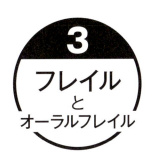

3 フレイルとオーラルフレイル

そして、フレイルになる前兆として、まず口の機能が低下します。
これを「オーラルフレイル」と言い、下図のようなイメージです。(本文 p.31)

音楽療法とオーラルフレイル（口腔機能の低下）

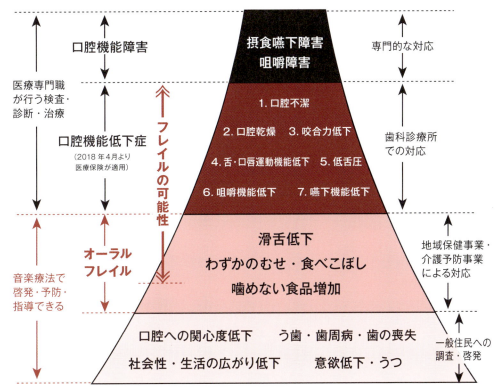

フレイル高齢者は、筋力、持久力、移動能力、認知機能、栄養のいずれもが低下し、疲労感の自覚が増加します。その始まりは、口に表れるのです。この段階で発見し、適切に予防・リハビリを行えば、再び健常に戻れる可能性があると今では考えられていいます。

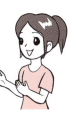
では、フレイルはどうやって発見すればいいのでしょうか？

目安はいくつかあります。本文 p.30, 31 を参照してください。

4 口の働きと全身のつながり

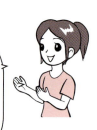

フレイルの前兆が口に表れるということですね。
本格的なフレイル状態にならないためにも
早期に発見して、健常を保ちたいと考えますが
口にどのような兆候が表れるのですか？

その前に、口の数々のはたらき
——口腔機能についておさらいしておきましょう。
ここは導入なので要点のみ説明しよう。
本書で話題にする口腔とは、

1. **口唇（くちびる）**
2. **舌**
3. **歯**
4. **あご（上顎と下顎）**
5. **のど（喉頭）**

（1.～5.は右の図で確認してみてください）

6. **唾液腺** → （本文 p.39 の図）

主にこの6つだ。そして**これらを支える種々の筋肉**です。
この図にあるたったこの6つが、それぞれ複雑にからみあって
機能して人間の健康を守っているんです。

ものを食べるとき、飲み込む時、
しゃべるとき、歌う時だけでなく、
笑ったり泣いたりする表情も口の働きですよね。

もちろんです。
そればかりでなく、転倒しないように
身体のバランスを保つことも、
認知症の予防も、歯の存在が要になっています。
さらに唾液は数々の酵素を含み、消化作用、殺菌作用、
抗酸化作用を行い、免疫力を高めます。
何にもまさるお薬です。一人一人成分が異なり、
科学的に合成できないのが、唾液です。
人体の神秘と情報ネットワークが、口に集中しているんです。

ダイジェスト

口腔の働き

摂食・嚥下
なめる　吸う
噛む　味わう
飲み込む
ガス排出（げっぷ）

バランス保持
転倒予防

脳への刺激
覚醒
認知症予防

発音・表現
話す　歌う　叫ぶ
楽器を吹く
口笛を吹く

唾液の力
消化力
殺菌力
免疫力

コミュニケーション
表情を作る
笑う　泣く　怒る
悲しむ　キスをする

呼吸など
息をする　あくび
咳　くしゃみ

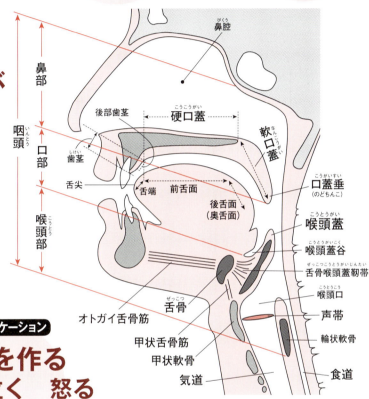

（図中ラベル）鼻腔／鼻部／咽頭／口部／喉頭部／後部歯茎／硬口蓋／軟口蓋／歯茎／舌尖／舌端／前舌面／後舌面（奥舌面）／口蓋垂（のどちんこ）／喉頭蓋／喉頭蓋谷／舌骨喉頭蓋靭帯／喉頭口／声帯／輪状軟骨／食道／舌骨／オトガイ舌骨筋／甲状舌骨筋／甲状軟骨／気道

まさに口の健康なくして、全身の健康はなし、ですね。そして社会生活も。

人間の生命をつかさどるのが口ですよ。外と内をつなぐのも口。
命の口。そして病原菌や毒の入り口でもある。
口は種々の筋肉によって支えられている。
この筋肉が加齢で衰えてくるのがオーラルフレイルです（p.31）
逆に言えば筋肉だからこそ、鍛えがいもあるわけです。

音楽療法で口から診断・予防します● 15

5 大脳と口腔の関係

くちびるや舌が大事ということで思い出したのが前に学校で習った「ペンフィールドの脳地図」です。初めて見た時には手や指が大きいなと思ってましたが、今見ると、口やのどに関わるところがとても広いんですね。

有名な図ですね。
「運動野」で、脳からそれぞれの器官へ動きの指令を出す場所と比率を示しています。
そこには**咀嚼と嚥下、唾液分泌、発声にかかわる領域が全体の約3分の1に近い。**
また「体性感覚野」で、体の感覚として脳に入ってくる部分の場所と比率を示していますが、こちらも口につながる顔面から唇、歯、歯ぐき、あご、のどまでかなりの感覚の量が脳へと伝えられていることが判ります。**運動野と感覚野の両方で、大脳の領域の約3分の1近くが口腔を制御するために使われていることになります。**

改めてスゴイ！　私たちの脳と口は直結しているんですね。

その通りです！
「口腔の運動と、口腔への感覚刺激は、脳の活性化につながり、認知機能の維持に寄与している」というエビデンスも出ています。
「口は脳の出店である」。これは日本歯科大学の菊谷武教授のお言葉ですが、言い得てますね。（『歯科と認知症』p.104）

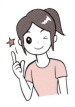

唇や舌、歯、あご、のどや顔面を刺激して、食べものを味わい、おしゃべりを楽しみ、楽しく歌を歌い、笑顔でいるということが脳への良い刺激となるんですね。健康寿命を延ばすためには、口腔への刺激と口腔を動かすことがとても大切だとわかります。

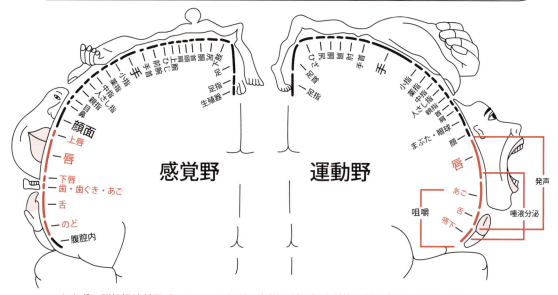

カナダの脳神経外科医ペンフィールドが、大脳のどの部分が体のどこを司っているのか、その対応箇所と大きさの比率を脳内の小人（ホムンクルス）として図示した。

6 フレイル高齢者への音楽療法

音楽療法のフレイル・サイクル

フレイル・サイクル（Xue QL,et al. J Gerontol A BioSci）を元に甲谷 至が作成

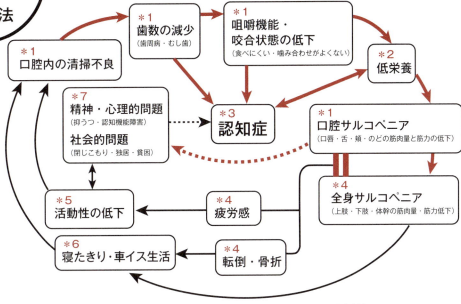

＊1〜7に対してどのような音楽療法を行うことができるかは、p.44〜45を参照

> これまで「介護予防」という目的で音楽療法を続けてきて介護保険法での6項目を考えながら試行錯誤してきました。やっぱり、予防活動と音楽活動を結びつけるのがむずかしいんです。

> 介護保険法によって、介護予防の考え方と大きなワク組み（6項目）が決まった。これはいつも念頭に置かなければならないものだ。しかし、現場はそれこそ千差万別。さまざまな高齢者がいて、どのように介護予防として音楽を採り入れるか、迷うのは当たり前です。

> そうなんですね。

> そこで、私の提案です。介護保険での6項目の内容を基本としながら、さらに「フレイル」という考え方を採り入れることで、介護保険法からは浮かび上がってこない内容に気づきます。「フレイル」に対応することを考えると、ぐんと音楽療法の活動が進めやすくなります。

> 知りたい、それ。教えてください。

> 詳しくは本文のp.41にまとめました。ここでは、私が考える「音楽療法のフレイル・サイクル」をご紹介しましょう。おのおのの予防活動がどのようにリンクし、どの部分が手薄になっているかはこの「フレイル・サイクル」を当てはめてみると浮かび上がってきます。音楽療法がその狭間を縫うように、予防活動の隙間を潤滑油のように埋めることができます。これが音楽療法士のアイデンティティになってきます。
> （→ p.41〜42「フレイル対応の音楽療法」の表を参照）

7 口から発見 診断・予防する

p.15の「フレイル・サイクル」とそれに対応する音楽療法（p.43）のお陰で、現在の高齢者の抱える問題や症状が一望できました。前後・左右の専門職とも互いにつながっていますので、何を訊いて、何を頼ればいいのかも少しずつ見えてきました。音楽療法もこれまでのように一人で何でもしようと抱え込んでいてはダメですね。

そうです。それで、このたびの歯科医療界では、ひょっとするとこれからは音楽療法士にしかできないこと、音楽療法士に頼りたいことが生まれてきたんですよ。

え、何ですって？

「口腔機能低下症」診断で行われる検査と「お口の元気度」

「口腔機能低下症」と「お口の元気度」評価法は、ともに検査している組織・観察している部位が同じで

口腔機能低下症の検査項目	①口腔不潔（舌苔の付着状態）	②口腔乾燥	③咬合力低下	④舌・口唇運動機能低下（オーラルディアドコキネシス）
	・細菌カウンターで細菌数を計測 ・TCI法で視診する	・ムーカスで湿潤度を計測 ・サクソンテストを行う	・感圧シートで計測 ・アイヒナー検査で残存歯数を計測	・パ・タ・カの発音数計測 ・健口君、ペン打ち法でカウント
検査する組織	舌表面	舌背部	歯牙	口唇、舌、頬、口蓋、咽頭など
音楽療法で意識して行う活動	・リラックスした環境の提供 ・口の動きを意識し十分に動かしながら歌う ・口腔内の湿潤状態の維持と唾液分泌 （唾液腺マッサージ） （唾液分泌を促す顔の体操、健口体操）	・リラックスした環境の提供 ・口の動きを意識し十分に動かしながら歌う ・口腔内の湿潤状態の維持と唾液分泌 （唾液腺マッサージ） （唾液分泌を促す顔の体操、健口体操）	「お口いきいき健康体操」	・リラックスした環境の提供 ・口唇・舌の前後運動を意識して行う ・リハビリ効果のある曲を選ぶ
対応する「お口の元気度」評価法の検査項目	①「ｱｰ」②「ｲｰ」③「ｳｰ」 ④「ﾌﾟｰ」⑤「ｷｭｰ」⑥「ﾍﾞｰ」	①「ｱｰ」②「ｲｰ」③「ｳｰ」 ④「ﾌﾟｰ」⑤「ｷｭｰ」 ⑥「ﾍﾞｰ」⑦「上下顎ｶﾂｶﾂ」	⑦「上下顎ｶﾂｶﾂ」	早口言葉言えるかな？で同じオーラルディアドコキネシスの検査を行います
音楽療法で観察する部位	副交感神経を優位に働かす口唇、頬、舌、舌を動かす筋肉（外舌筋）	副交感神経を優位に働かす口唇、頬、舌、舌を動かす筋肉（外舌筋）	咬筋、側頭筋、顎関節、歯牙	口唇、舌、頬、口蓋、咽頭など

ダイジェスト

p.13の音楽療法とオーラルフレイル図の赤ゾーン「口腔機能低下症」が、このほど正式な病名として認可され、保険医療の仲間入りをしました。これまで歯科と言えば、虫歯の治療、義歯やインプラントの提供、歯槽膿漏の予防と治療、そして80歳になった時20本自分の歯を残そうという「8020運動」が知られていました。ところが近年、人間の健康は、歯だけではなく、口腔という複合的な器官が全身の健康にかかわることが実証されて以来、歯科は、全身に結びつく「口腔医学」へと変遷を遂げつつあります。これは歯科医療界に起こった疾風怒濤の中のひとつと言えるものです。目的は、健康を守ることですから、歯だけが専門と境界を作るのではなく、口腔医学へと視点や方法を広げていくことは、自然なことなのです。

歯医者さんは、口腔医、口専門のお医者さんということですね。

もう一度p.13の音楽療法とオーラルフレイル図を見てほしい。7つの症状名はいかめしいけれど、すべてp.12の赤い字の「口唇、舌、歯、あご、のど、唾液腺」にかかわる症状です。音楽療法では毎日、参加者の方の口に対面して、「口唇、舌、歯、あご、のど、唾液の状態」に接しているはずだ。これまでは意識して口をのぞき込んだりしなかったかもしれないが、これからはちょっと注意してほしい。歌唱の時間にp.48のような参加者に出会うはずだ。

評価法での検査の相互関係

り、同じ目的をもって実施していると言える。

⑤ 低舌圧	⑥ 咀嚼機能低下	⑦ 嚥下機能低下
・舌圧測定器で最大舌圧を計測 ・ペコパンダを使う代替方法	グミゼリーを咀嚼する	・嚥下スクリーニング質問紙EAT10で質問する ・聖隷式嚥下質問紙で代用する
舌、舌を動かす筋肉	歯牙、頬、舌、咀嚼筋	口唇、舌、頬、口蓋、咽頭など嚥下に作用する組織
・リラックスした環境の提供 ・舌の前後運動を意識して行う ・リハビリ効果のある曲を選ぶ	・リラックスした環境の提供 ・舌の前後運動を意識して行う ・口腔内の湿潤状態の維持と唾液分泌	・リラックスした環境の提供 ・舌の前後運動を意識して行う ・口腔内の湿潤状態の維持と唾液分泌 ・お口いきいき健康体操
⑥「ベー」⑧会話時の発音明瞭度 日常生活（会話・摂食嚥下）で必要な動きを予想できる。	①「アー」②「イー」③「ウー」④「プー」⑤「キュー」⑥「ベー」⑦「上下顎カツカツ」多くのポーズが咀嚼機能と関係している	基本チェックリスト⑬⑭⑮の内容
口唇、舌、舌を動かす筋肉、頬、顎関節、口を開ける咀嚼筋	口唇、舌、頬、口蓋、咽頭、顎関節、口の開閉を行う咬筋・側頭筋	口唇、舌、頬、口蓋、咽頭、顎関節、口の開閉を行う咀嚼筋

えっ、出会ったら、どうするんです？ はは〜ん、参加者の歌う口から口腔機能低下症につながる前兆を発見してほしいってことでしょうか？

それもある。それだけでも歯科医療への大変な貢献だ。オーラルフレイルの症状の発見だからね。一般に医療専門職は、専門の検査方法や測定器を使わなければ、口腔機能の低下は調べられない。けれど、あなたたち音楽療法士は、その鋭い感性と、ていねいな観察力と、優しい対応力で、参加者の口から症状を発見できるんです。フレイル高齢者も、認知症高齢者も、その前兆は口なんですよ。口にすべてが表れる。（次ページに続く）

8 保険医療とリンクする音楽療法

「お口の元気度」評価法
音楽療法士のための口腔機能評価法 （オーファミ）
Oral Function Assessment method for Music therapist (OFAM)

1. 口唇（口）動くかな？ （摂食嚥下・表情・おしゃべりに関与します）

評価方法	元気度レベル	日常生活の状態
① 口唇（口）を「アー」と開ける	2	・2本の指が縦に入る位大きく口を開けることができる（2横指位）
	1	・1本の指が入る位口を開けることができる（1横指位） または 指が入らない位だが少し大きく開けることができる（1横指未満）
	0	・全くできない、または拒否する、指示を理解できない
② 口唇を「イー」と横に引く	2	・前歯6本が十分に見える程「イー」と大きく口唇を横に引くことができる
	1	・口唇を横に引くとき前歯は見えるが動きが小さい または 口唇に力を入れているが動きを見ることはできない
	0	・ほとんどまたは全くできない、拒否する、指示を理解できない
③ 口唇を「ウー」と尖らす	2	・口唇が「ウー」と十分に尖って前突しているのが確認できる
	1	・口唇が前突しているが十分に「ウー」と尖っていない または 口唇に力は入れているが前突が不十分
	0	・ほとんどまたは全くできない、拒否する、指示を理解できない

2. 頬は動くかな？ （摂食嚥下・表情・おしゃべりに関与します）

評価方法	元気度レベル	日常生活の状態
④ 頬を「プー」と膨らます	2	・両頬を「プー」とはっきり見える程大きく膨らますことができる
	1	・両頬がはっきり見える程膨らんでいない または 片方の頬しか膨らんでいない
	0	・全くできない、または拒否する、指示を理解できない
⑤ 頬を「キュー」と陰圧にする	2	・両頬を「キュー」と凹んでいるのが見えるほど陰圧にすることができる
	1	・両頬を「キュー」と陰圧にしているが凹みが不十分 または 片方の頬しか凹んでいない
	0	・ほとんどまたは全くできない、拒否する、指示を理解できない

3. 舌は動くかな？ （摂食嚥下・おしゃべりに関与します）

評価方法	元気度レベル	日常生活の状態
⑥ 舌を「ベー」と前に出す	2	・舌が歯や口唇を超えてはっきり見える程まっすぐに出すことができる
	1	・舌の先が見える程度出すことはできる または 出すことはできるが舌の先が左右どちらかに曲がっている
	0	・口の外に舌を出すことはできない、全く動かない

4. 噛み合わせできるかな？ （摂食咀嚼嚥下、おしゃべり、表情に関与します）

評価方法	元気度レベル	日常生活の状態
⑦ 上下顎をカツカツと噛み合わせる	2	・「カツカツ」と音が聞こえる位、しっかりと噛み合わせることができる
	1	・噛み合わせはできるが音は聞こえない または 噛み合わせの動作は確認できるが、口は開けない
	0	・口を動かす動作を確認できない、拒否する

5. 楽しくおしゃべりできるかな？

評価方法	元気度レベル	日常生活の状態
⑧ 会話時の発音明瞭度を評価する	2	・話すスピードも適当、会話内容が良く理解できる
	1	・発音が不明瞭な部分がある、理解するのに苦労する場合もある
	0	・話の内容が理解できない、声が小さく聞き取りにくい

6. 早口言葉言えるかな？ （口唇、舌の巧緻性に関与します）

評価方法 （オーラルディアドコキネシス）	検査結果	判定基準（5.9回/秒）以下の成績の有無
⑨ 10秒間に「パパパ…」と連続発音し測定回数を1秒間当たりに換算する	回/秒	1. あり　2. なし
⑩ 10秒間に「タタタ…」と連続発音し測定回数を1秒間当たりに換算する	回/秒	1. あり　2. なし
⑪ 10秒間に「カカカ…」と連続発音し測定回数を1秒間当たりに換算する	回/秒	1. あり　2. なし

⑨⑩⑪のいずれかで5.9回/秒以下の成績が　ある　なし
5.9回/秒以下の成績がある場合は口腔機能低下の疑いあり

7. 基本チェックリスト （口腔機能の評価項目）　介護予防の現場で多くの職種が使用しています

質問項目	回答	得点
⑫ 半年前に比べて堅いものが食べにくくなりましたか	1. はい　0. いいえ	
⑬ お茶や汁物等でむせることがありますか	1. はい　0. いいえ	
⑭ 口の渇きが気になりますか	1. はい　0. いいえ	

⑫⑬⑭の合計点数　　点　　2点以上で口腔機能低下の疑いあり

（この評価方法とその使い方はp.58〜66）

あ、はい。それはわかってきました。

それを見抜くために作ったのが、「お口の元気度」評価法です（本書の表紙裏とp.58〜66）。「お口の元気度」を調べるのに、専門の検査器具は要らないし、簡単にできます。要るのは、この本を読んで音楽療法に未来を見ることができたかどうか、その決意と覚悟だ。どうか口から、フレイルと認知症の高齢者を見つけて予防活動をしてほしい。

ガ〜ン！　そんな重大なこと、私たちにできるでしょうか？

音楽療法士は国家資格ではないけれど、口の専門家なんです。本来の予防を行う予防医療の最前線に立ってください。そして歌うことの医療的効用を実現する開拓者として、どうか誇りを持ってください。フレイルと認知症の高齢者が急増するこのご時世、早期発見と予防は、ますます求められています。

時代の変遷という大きな視点から音楽療法をすくいあげてくださって、ありがとうございました！！　自分が今どこに立っているのか、決して崖っぷちではなく、大きな渦のまん中に位置していることがイメージできました。これからじっくり勉強して、くじけずにがんばってみます！

基礎編

音楽療法で「口から診断・予防する」ための必須知識

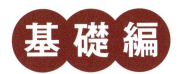
こんにちは！

　超高齢社会を迎え、「健康寿命の延伸」が国家的な課題になっている現代ほど「口の健康」が見直され、注目されている時代はありません。

　口は動いて当たり前、物を食べて飲み込めるのは当たり前のことで、普通にしゃべることができて呼吸できることも当たり前だと思っていたこれまで。

　ところがそうではないのです。加齢とともに口も衰えが始まり、身体にガタがくるように、口も使いものにならなくなる日がやってきます。

　2018年4月、「**口腔機能低下症**」という初めて聞く病名が誕生しました。医療保険が適用されます。この流れを受けとめながら、同じ「口」を扱う音楽療法とどこかでリンクするところがあるのではないか、音楽療法でかかわることのできることは何？…と考える発想が大切です。すると、フレイルや肺炎や認知症などとともに、**音楽療法と口腔のつながり**が浮かび上がってきます。音楽療法のこれからの課題や仕事が、ここにはたくさんあります。

　本編では音楽療法の中で口に注目し、口を診断しながら、フレイルや肺炎や認知症を予防し対処していくための知識をまとめました。同時に**口腔機能低下症へのかかわり方**と、すぐ判定できる**「お口の元気度」評価法の使い方**を紹介します。

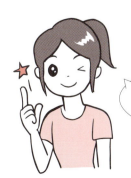
長寿を生き抜くための基本は口の健康です。「歌う口を診る」は、これからの音楽療法士の合言葉ですね！

1 高齢者と介護保険制度

高齢者と介護は切り離せない

　介護保険制度は40歳以上の人が加入する社会保険制度で2000年（平成12年）にスタートしました。保険料を納め、将来介護が必要になった時、介護保険制度によるサービスを利用することができます。

　現在は少子高齢化、夫婦共働き、女性の社会参加の増加など生活スタイルの変化にともない、子供と同居せず1人で暮らす高齢者も少なくありません。このため親の介護を子供が担うことがむずかしくなってきました。

　介護保険制度は、こうした高齢者にとっての不安要因である介護を、社会や国民全体で支えるために作られた制度です。親世代からやがて子世代へとバトンタッチされていく中で、内容も時代に合わせて変更と整備が重ねられています。

介護保険のこれまでとこれから

- 2000年（平成12年）4月のスタート時は
　　介護保険のスタート時は、脳卒中後遺症を中心とした要介護者や疾病罹患者など、比較的介護度の高い高齢者を対象に作られました。
- 6年後には「改正介護保険法」として見直し（2006年4月から）
　　①介護保険施行後5年間で要介護高齢者の数が1.86倍に増加した
　　②高齢者の予防活動が十分でなかった
　　この反省から、比較的介護度の低い要支援の高齢者、また介護保険の認定を受けていない健康な高齢者を含む「すべての高齢者」を対象とするように変更されました。
　　⇒「介護予防」重視型に整備されたのです。
- 2009年（平成21年）には
　　事業者の業務管理体制の整備など、小幅な改正が行われました。
- 2012年度（平成24年）の改正では
　　高齢者が病院や施設で長期間生活するのではなく、介護度の重い高齢者や医療を必要とする高齢者でも、在宅で生活できるような仕組みへの変更が始まりました。
　　⇒「医療と介護の連携へ」「病院・施設から地域・在宅へ」の流れが始まりました。

● 2015年(平成27年)の改正では
　①特別養護老人ホーム入所者は原則「要介護3以上」とする
　②軽度である「要支援1・2」の対象者は、介護予防訪問介護(ヘルパー派遣)と介護予防通所介護(デイサービス)を介護保険本体の予防給付の対象から外す
　　⇒ 軽度者へのサービス制限

その反面、従来型のデイサービスでは「機能訓練対応デイサービス」、「認知症対応デイサービス」、「NPO・民間事業者等によるミニデイサービス」など特徴あるデイサービスへと再編成され、介護予防では「コミュニティーサロン・住民主体の運動・交流の場」、「リハビリ・栄養・口腔ケア等の専門職が関与する教室」などの導入も始まり、「リハビリができる介護士などの専門職の育成」と「地域のボランティアの活用」なども試行されました。

● 2018年(平成30年)の改正では
　ずばり成果主義が本格的に採り入れられました。施設利用者の介護度の重度化を防いだ事業者には、報酬加算が与えられるなど、予防と心身の機能維持を重視する動きが加速されました。

このように介護保険法は時代と共に少しずつ変化しています。

21世紀の介護保険制度の要は「虚弱高齢者(フレイル)」の予防から

　高齢者の約5%は「虚弱高齢者」と呼ばれ(p.25の『歌うことが口腔ケアになる』p.61より介護保険制度での区分による階層図、2018年1月現在のデータ参照)、まだ介護認定は受けていないものの、心身の面で衰えが始まり、将来「要介護者」となる可能性が高いと言われています。この虚弱高齢者の健康維持を図り、要介護者になるのを防ぐことが国を挙げての課題となっています。ただし「要介護」となる可能性の高い虚弱高齢者は、この階層図の5%よりもさらに多いと推測されます。現在の介護保険制度は、自主申告制になっているため、本人または家族など身近な人が介護認定の申請を行わないと要支援や要介護の認定を得られません。実態として虚弱高齢者や要介護者は、この階層図で「健康とされる高齢者」の中にもたくさん潜在していると考えられています。早い段階で虚弱高齢者を発見し、適切な対応と予防をすることで、要介護へと進まないようにすることが待ったなしに求められています。

　2014年から日本老年医学会の提唱により、「虚弱」を「フレイル」と正式呼称・表記するようになりました。新しい呼び名を使うことで、従来見過ごされがちだった「虚弱」を改めて意識づけさせ、予防していこうとする動きが全国で始まっています。

介護予防は身体機能の維持がベース

ではここで簡単に介護保険制度の「介護予防」について復習しておきましょう。

図1は介護予防事業の地域支援事業で行われる6項目を示しています。まだ介護認定をうけていない高齢者への施策です。

「運動器の機能向上」「栄養改善」「口腔機能の向上」は身体機能の維持向上を目指して、「うつ予防・支援」「閉じこもり予防・支援」「認知機能低下予防・支援」は精神面・社会面の維持向上を目指して行われています。「介護予防」イコール「認知症予防」ではないことに注意してください。

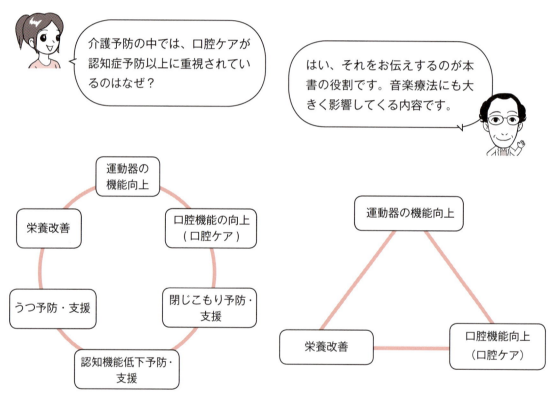

図1　介護予防の地域支援事業で行われる6項目のサービス

図2　介護予防事業で行われる3項目の重要サービスの『トライアングル』の関係

図2は、介護認定を受けて要支援1または2など比較的介護度の軽い高齢者たちのために行われる3項目です。身体機能の維持向上に重点が置かれています。3項目とも機能が維持されていれば好循環となり健康な生活を送ることができます。しかし1項目でも低下項目があると悪循環となり、健康を維持することが難しくなります。3つは結びついたトライアングルの関係になっているからです。

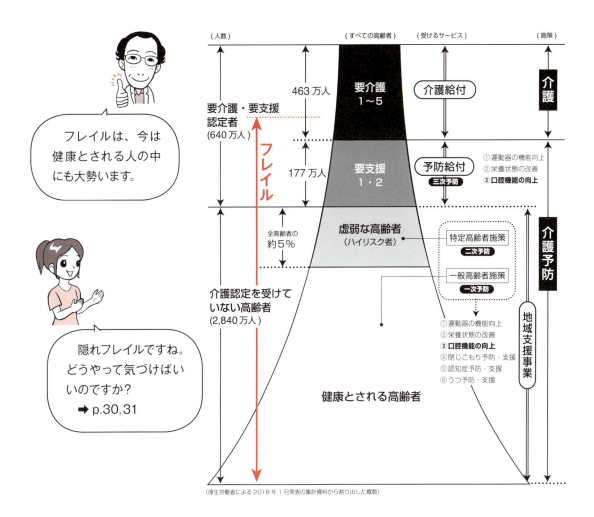

自分の20年後に備えるのが介護予防

　「運動器の機能向上」「栄養改善」「口腔機能の向上」は健康な日常生活を継続するとき必須の条件です。若いときは毎日仕事や日常生活で体を動かします。またお腹が空けば食事をします。美味しい食物を取り込み、咀嚼し、ゴクンと飲み込みます。これらの活動は自然と行うことが可能です。

　しかし高齢になり足腰の筋力や筋肉量が低下すると歩行動作がスムースにできなくなり転倒する危険性も出てきます(運動器の機能低下)。

　また歯の喪失により入れ歯になったり、歯槽膿漏で歯がグラグラし咀嚼が十分にできなくなる、飲み込みが正確にできずむせることが起こります(口腔機能の低下)。そして食事が十分に摂れなければ体力の低下となります(栄養状態の低下)。

　これらの症状を回避するためにも、若く健康なときから十分な備えが必要なのです。「うつ予防」「閉じこもり予防」「認知機能低下予防」も、同じように若いときからの備えが必要です。介護予防は自分の20年後の健康維持に大切な項目なのです。

2 口の働きと全身のつながり

●介護予防に「口腔ケア（口腔機能の向上）」が入っている理由は？

　一言で言えば、「口腔機能の低下が全身を弱らせるから」です。逆に言えば全身の健康の入り口は「口腔」にあり、口腔はケア次第で、また口腔を支える筋肉の鍛え方次第で、全身に良い影響をもたらすことが判明してきたからです。

　口腔ケアとは歯みがきのこと、という認識がまだありますが、歯磨きは重要ですが、それだけではありません（→p.35「器質的口腔ケアと機能的口腔ケア」参照）。本書では後者の**機能的口腔ケア**、すなわち**口腔機能**を話題にしています。介護予防の項目の中に取り入れられた理由も、この機能的口腔ケアを重視した結果です。

　その理由として、まず口の役割はとても大きい（→p.15のダイジェスト参照）。
　口腔を作る器官は主に次の1.～6.の6つです。各々に単独の働きをもっていますが、これらが組み合わさることによって、複合的な機能を生みます。それが口腔の大きな特徴と言えます。つまり**口腔とは複合連携された器官です。次の6つが互いに連携し協働することで、全身への影響を生み出しています。**

　p.27の働きはそれぞれの器官が連携し協働作業をした結果、得られるものです。
　例えば**3.の歯**で物を噛むと**唾液**が湧いてきます。その唾液を作っている**6.の唾液腺**には、舌下腺や顎下腺があり、**2.舌**や**4.顎**の組織と共同して働きます。**1.の口唇**を閉じることができなければせっかく分泌された唾液は乾いてしまいます。**5.喉頭蓋**というのどの働きによって気管の入り口にフタをさせ、誤って気道に入り込まないように守られています（→p.33～34）。歯を噛み合わせることで、歯根と歯根膜周囲の神経が刺激され、脳の活性化につながります。この唾液に限りません。p.27の6つは相互にかかわりあうネットワークの仕組みをもって人体を守っています。それが口腔に集中しているというわけです。口はまさに複雑系です。

●口腔機能を重視して、医科と歯科の連携が始まっています

　歯周病が進む（口の中の細菌が増える）と、糖尿病にかかる率が増加することはよく知られています。同様に、呼吸器疾患、心疾患にかかるリスクも増えます。
　また、手術後の入院患者さんに口腔ケアを実施すると、回復が早まり退院日数が短縮できるという実績が知られています。
　以上のことから、歯周病の予防および入院中の口腔ケアを医療界が重視するようになっ

●口腔を作る器官

1. 口唇（くちびる）
2. 舌
3. 歯 （1.～5.は右の図参照）
4. あご（上顎と下顎）
5. のど（喉頭）
6. 唾液腺 → （本文 p.39 の図）

主にこの6つ。
そしてこれらを支える種々の筋肉です。

●口腔の主な働き

・摂食・嚥下を行う
・発音・表現を受け持つ
・唾液の力で病気を防ぐ
・呼吸の通り道となる
・バランス保持にかかわる
・脳への刺激を司る
・表情を作りコミュニケーションを成立させる

（以上 p.12～13 参照）

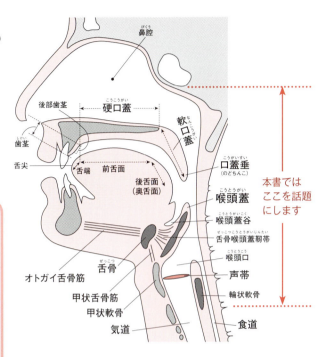

口腔の位置

相互にかかわり合いながら協働し、
人体を守る口腔。
生物学的生命と QOL 維持の要所である

てきました。
　近年の「地域包括ケア」の一環として需要が高まっている「在宅医療」においても、訪問歯科が定着するよう徐々に整備が始まっています。

●近年、続々とエビデンスが発表されています

・「口腔機能の低下は、歩行機能低下につながる」
・「口腔機能維持は、認知機能維持に関与する」
・「オーラルフレイルは、全身フレイルを導きやすい」
・「口腔機能訓練は、サルコペニア（オーラルサルコペニア）を改善する」
…といったエビデンスが学会発表において注目されています（老年歯科医学会）。

　ここで大切なことは、口腔を支えているのは随意筋です。加齢に伴って衰える筋力も、自分で動かすことでトレーニングできるのです。予防もリハビリも効果が期待できるという点です。これが介護予防の重要な3大柱の一つになった理由と考えるべきです。

3 フレイルって何？　オーラルフレイルとは？

フレイルは 21 世紀の世界共通語

　フレイルとは「加齢に伴って予備能力が低下し、ストレスに対する回復力が低下した状態」であり、身体が弱くなるだけでなく、精神・心理的な脆弱性や社会的な脆弱性の問題も抱え、自立障害や健康障害を招きやすいハイリスクの状態を指します。英語の「Frailty」の日本語訳として、2014 年に日本老年医学会が提唱しました。
　将来増加が見込まれる後期高齢者の多くは「疾病に罹患した状態」と「健康」の中間的な段階を経て徐々に要介護状態となります。この中間的な状態が「フレイル」です。

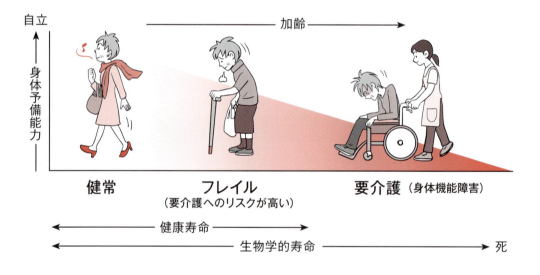

　「Frailty」はこれまで「虚弱（きょじゃく）」「老衰（ろうすい）」「衰弱（すいじゃく）」「脆弱（ぜいじゃく）」といった日本語訳を使い、"加齢のため元に戻れない老い衰えた状態"という印象を与えてきました。
　例えば現在介護認定は受けていないけれど、体が弱く、将来介護認定を受ける可能性のある高齢者を「虚弱な高齢者」と呼んでいます（p.12 の区分図）。「虚弱」という日本語訳を使っていますが、皆さまはこの言葉にどのようなイメージをお持ちでしょうか？
　「虚弱」な高齢者は病院を受診したり、リハビリテーションを行ったり、介護サービスを適切に利用すれば健康に戻れるのか、戻れないのか、その点がはっきりと示されていません。

健康寿命を左右する「フレイル」の自覚と予防

　下の階段図（上）は脳卒中障害を中心とした身体機能の低下過程を表しています。

　健康で日常生活をしていた人が、ある日突然脳卒中で倒れ、片マヒとなり「要介護1～2」と認定されます。その後歩行のリハビリはしていましたが、転倒し大腿骨を骨折したのをきっかけに寝たきりとなり「要介護4～5」と判定されました。その後誤嚥性肺炎を発症し死亡しました。

　20年ほど前はこのような経過をたどる高齢者が大変多く、2000年に制定された介護保険制度もこのようなモデルの経過を想定して導入されたのです。

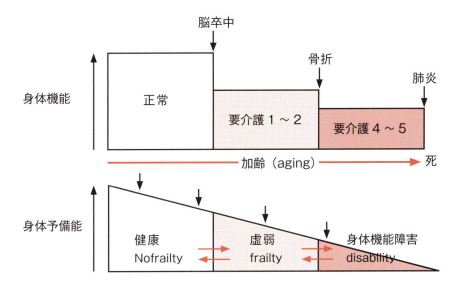

上は脳卒中を中心とした病気による身体機能の低下過程
下は高齢による衰弱により身体機能の低下過程

　下の三角形の図は現在の高齢者に多い身体機能の低下過程を表しています。

　我が国は平均寿命が男性80歳、女性が87歳に達しています。75歳以上の後期高齢者、85歳以上の超高齢者の方も増え「高齢による衰弱」「認知症」による身体機能低下が注目されるようになってきました。

　つまり脳卒中を中心とする病気ばかりでなく、近年は高齢化による衰弱が注目されてきました。

　これはNofrailty（健康）→ frailty（フレイル）→ disability（身体機能障害）と身体機能が階段状ではなく、なだらかに下降することが特徴といわれています。

　「フレイル」とは、はっきりした病気の症状はないが、「何となく調子が悪い」「元気が出ない」といわれる状態です。高齢者にはよく表れる状態です。

　「フレイル」は現在では**「病院受診、リハビリ、介護サービスなどの適切な介入により再び健康に戻れる状態」**と考えるようになっています。

こんな人がフレイル高齢者

次に示す5項目の要件に当てはまる人が「フレイル」と考えられます。
「フレイル」の判定基準、判定方法について、現段階で統一された基準はありません。
以下に我が国のフレイル判定案を示します。

フレイルの判定となる要件	判定の内容
①体重の減少	「6か月間で2〜3kg以上の体重減少がある人」 （厚生労働省基チェックリストNo11）
②疲労感	「(ここ2週間) わけもなく疲れたような感じがする人」 （厚生労働省基チェックリストNo25）
③日常生活活動量の低下	・「軽い運動・体操をしていますか」 ・「定期的な運動・スポーツをしていますか」 上記のいずれの質問ともに「していない」と回答した人
④下肢筋力の低下	「通常歩行速度1.0m/秒未満の人」
⑤上肢筋力の低下	「握力の低下がある人」（男性26kg未満、女性18kg未満）

判定	上記5項目のうちの該当項目数
フレイル	3項目以上
プレフレイル	1または2項目
ノンフレイル	0項目

島田裕之、フレイルの予防とリハビリテーション、p2〜7、医歯薬出版、東京、2015より引用
3項目以上該当した場合はフレイルと判定されます。

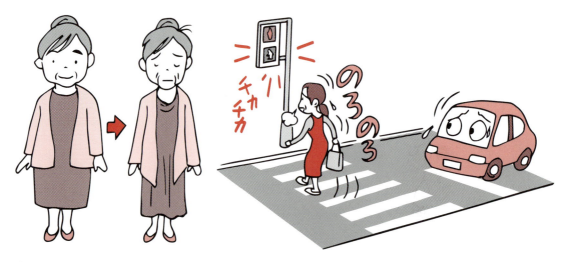

①体重の減少　（やせてきた）

④下肢筋力の低下　（横断歩道を渡り切れない）

口から始まるフレイル予備軍

「フレイル」は **1. 体重減少　2. 筋肉量と筋力の低下が特徴**です。腕、足、体の筋肉量・筋力が低下し、日常生活で少しずつ支障が出てくるのです。

これらの低下は体だけでなく、口の筋肉(口唇・舌・頬・のど)や顔の筋肉(表情筋)でも起こります。**口の中で起こる「フレイル」の状態を「オーラルフレイル」**と言います。口も体の一部ですから当然「フレイル」となるのです。では「オーラルフレイル」ではどのような症状でしょうか。

●食事をするとき
①食物をこぼす　②飲み込みときむせることがある　③硬いものが食べにくい
④噛み砕く力が弱くなる　⑤飲み込む力が弱くなる　などの症状が表れます。
●会話動作で
①おしゃべりすると疲れてしまう　②長電話が苦手　③口の中が乾いている
④口の中がヒリヒリする　⑤食物の味が以前より変わったように感じる
⑥音楽療法のセッションが疲れるように感じる　などの症状が考えられます。
●表情筋について
①他人から「今までのように楽しそうな表情が少なくなった」と言われる
②表情が硬くなったと言われる　③顔のしわが多くなった
④表情筋のたるみが目立つようになった　などの変化も考えられます。

これらの症状は口や顔の筋肉量・筋力の低下の兆候と考えられます。

口の健康を維持し、しっかりと食事が摂取できなければ、体の健康を維持することはできません。口の健康なくして体の健康維持はできないのです。**「フレイル」を予防する初めの一歩は口の健康を維持すること**と言えます。

オーラルフレイルの症状

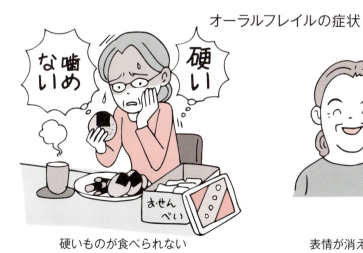

硬いものが食べられない

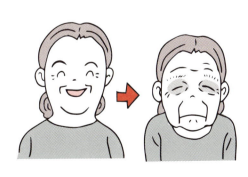

表情が消え、顔のシワ、たるみが目立つ

オーラルフレイルとフレイルの関係

　p.31 のようなさまざまな兆候が日常の食事や生活の中で出てくると、口が弱ってきている、つまり「オーラルフレイル」状態になっています。その状況がさらに進むと、「口腔機能低下症」（p.47）という疾患になります。階層としては下の図のようなイメージです。

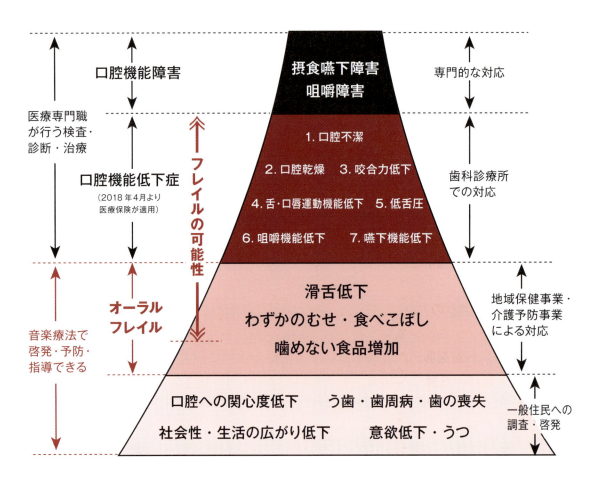

　ここで大事なのは、「オーラルフレイル」はまだ些細な兆候として本人が気づき、または第三者が発見して、**この段階でリハビリを行えば回復することができる状態**である点です。しかし次の「**口腔機能低下症」に進むと治療が必要**になります。

　身体の「フレイル」は、些細な口の衰えが「オーラルフレイル」となり、全身の状態に影響し、元には戻らない要介護や身体機能障害につながっていきます。つまり些細な口の違和感や表情の段階で気づき、**適切な予防とリハビリを行うことでフレイルへ進むのを防ぐことができます**。

誤嚥性肺炎を予防する音楽療法

●誤嚥性肺炎は「死への直行便」。これを予防するには

　体にマヒのある人や寝たきりで体力の低下している高齢者がある日突然発熱し肺炎になることは少なくありません。発熱の原因は何でしょう。流行しているインフルエンザに罹患することもあるかもしれません。しかし**高齢者の発熱の原因の多くは、風邪やインフルエンザではなく「誤嚥性肺炎」の可能性が高いのです**。この「誤嚥性肺炎」は近年、新聞やニュースで多く登場するようになりました。
　どのような原因で発症するのかを説明します。

のどの働きは「健康」と「病気」を切り替える重要なスイッチ

口（口腔）とのど（咽頭）には2つの重要な働きがあります。
①**呼吸**…鼻または口腔から息を吸い、のど（咽頭）から気管・肺に流れるルート

②**摂食嚥下**…口から食物を取り込み、モグモグと噛み砕き（咀嚼）、ゴクンと飲み込む（嚥下）、口・のど（咽頭）・食道・胃に流れるルート

　p.15の図は顔とのど（咽頭）の断面図です。誤嚥性肺炎と関係ある呼吸と摂食嚥下の働きを説明します。
①**呼吸**　鼻から息を吸うと空気は鼻腔、のど（鼻部咽頭と口部咽頭）を流れ、喉頭部咽頭で気管に流れ肺へと達し呼吸が行われます。
②**摂食嚥下**　口から食物を取り込み、歯や舌、頬の働きでモグモグと噛み砕きます。そして食物がドロドロの状態（食塊）になるとゴクンと飲み込みます。ここでのど（咽頭）の重要な機能が関与します。
1. ゴクンと飲み込む直前に喉頭部咽頭が上方向に挙上します。（男性は飲み込むとき咽仏が挙上するので確認しやすいです）
2. 舌根部と喉頭蓋が喉頭口の入り口を塞いで食物（水分）が気管に流れ込まないようにします。
3. 喉頭口の蓋が完全に閉まった状態で初めて食物と水分が流れてきます。
そのため気管に入ることなく食道に流れます。

このように咽頭は「食物を飲み込む消化器系の働き」と「呼吸をする呼吸器系の働き」をする**2つのルートの切り替えポイントの役目**を担っています。

　脳卒中や寝たきり、体力の低下している高齢者はのどの機能が低下していることがあります。食物を飲み込むとき、気管の入り口が完全に蓋されないうちに食物や水が流れてしまうので、気管に食物が流れてしまう誤嚥が発生するのです。

　また寝ているとき、自分の唾液が気管に流れ込むこともよくあります。口の中は歯の間や差し歯やブリッジの隙間に食べかすが多く残っている可能性が高く、清潔な部位ではありません。これらの細菌と唾液と共に気管に流れ込むため、急に発熱し肺炎を発症することも少なくありません。

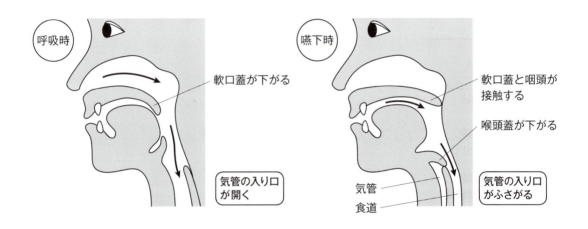

「誤嚥性肺炎」の予防方法とは

　就寝時に自分の唾液が気管に流れ込むことが「誤嚥性肺炎」の原因です。
1) 口の中を清潔に保つために「一般的な口腔ケア」（右の表の1と2）を行う。
2) 飲み込み動作を円滑に行うための「口唇・舌・頬・のどの筋肉の口腔リハビリテーション」（右の表の3～11）を行う。
この2種類のケアを行うことが重要です。前者は「器質的口腔ケア」、後者は「機能的口腔ケア」ですが、「口の中が清潔に保たれ」、「口唇・頬・舌・のどの働きが維持される」ことにより、誤嚥性肺炎の予防が可能になるのです。音楽療法士は後者の4～11を実施できます。

　右に医療・福祉・介護の現場で行われている口腔ケアの内容を示します。
歯みがきが口腔ケアだと理解している方もいると思います。しかし口の中を清潔に保ち、飲み込み・おしゃべり・表情などを豊かにし、さまざまな機能を維持向上するために、多くの内容が行われています。

「誤嚥性肺炎」の予防として、医療職[*1]が行う内容と音楽療法士でも行うことが可能な内容を示します。 [*1] 医師、歯科医師、看護師、歯科衛生士、言語聴覚士および介護福祉士、介護職員初任者研修修了者

基礎編

器質的口腔ケア（口腔清掃） 1〜2

	項目	方法	医療職[*1]が行う	音楽療法士が行える
1	歯みがき	歯ブラシ・歯間ブラシ・デンタルフロス(糸ようじ)で歯の表面、歯間部の清掃を行う	○	
2	舌・頬粘膜・口蓋などの口腔清拭 入れ歯の清掃	舌ブラシ・清掃用スポンジブラシ・ガーゼ・義歯用ブラシで清掃する	○	

機能的口腔ケア（口腔リハビリテーション） 3〜11

	項目	方法	医療職[*1]が行う	音楽療法士が行える ◎印は特にセッションで行うと効果的な項目	
3	摂食嚥下訓練（直接法）摂食嚥下訓練（受動的な間接法）	・患者に食物を訓練として飲み込んでもらう方法 ・患者の口の中に治療者が手指を挿入して頬や舌の訓練を行う方法	○		
4	摂食嚥下訓練（能動的な間接法）	治療者が口唇・頬・舌などの動かし方を手本として見せ、患者が真似て自ら行う方法	○	○	
5	発音訓練・会話訓練	「パ・タ・カ・ラ行」を含む言葉を発音する 歌う、早口言葉などを話す	○	○	◎
6	呼吸法の訓練	摂食嚥下に関係する呼吸の訓練を行う	○	○	
7	顔の筋肉（表情筋）、舌のストレッチ体操	食事・おしゃべり・呼吸に関係する筋肉を動かす	○	○	◎
8	頭頸部・肩・腕・手などのストレッチ体操	食事・おしゃべり・呼吸に関係する筋肉を動かす	○	○	
9	嚥下体操	音楽に合わせて口唇・頬・舌の筋肉を動かす（食事前に行うと効果的）	○	○	◎
10	顔の審美的なケア	リップクリームを塗る、口紅・基礎化粧等を行う（口の健康をスタートとしてQOLを向上させる）	○	○	
11	リラクセーション	・音楽や楽しい会話を通じてストレスを取り除きQOL向上を目指す ・唾液の分泌を増やし、口腔内の環境を良くする	○	○	◎

＊4〜11の内容を音楽療法セッションの中に入れることで音楽療法士も行うことが可能です。
　看護師、歯科衛生士、介護福祉士などとの協働を勧めます。

5 認知症と口腔機能

「認知症予防」と「口の健康」は赤い糸で結ばれている

　「認知症」と「歯科疾患」は関連性はないと思っている人がほとんどだと思います。最近は研究が進み、この両者の関係が解明されてきたのです。
『歯を失うと認知症のリスクが最大1.9倍に』
　これは、平成22年に行われた厚生労働省の研究から発表されたショッキングな報告です。「歯がほとんどなく、入れ歯を使用していない人」、「あまり噛むことができない人」、「かかりつけの歯科医院のない人」は、認知症発症のリスクが高くなるという内容です。
　「認知症」は脳の病気で、「虫歯や歯槽膿漏などの歯科疾患」と関連性があるというのは、どのようなことでしょう。

「脳」と「歯根膜」はつながっている

　ここで鍵を握るのが「歯根膜」の存在です。歯根膜とは、歯根と顎の骨の間にある繊維状の組織です。これまでの研究によると、歯根膜からの感覚刺激は、脳の血管を拡張させ、脳の血流量を増加させると報告されています。
　歯根膜は噛み合わせをするときの刺激や、感覚を脳に伝える重要な働きがあるのです。
　虫歯や歯槽膿漏で歯を失った場合、感覚受容器として働く歯根膜を失い、噛み合わせ状態の低下や、食物を噛みくだく機能が崩壊してしまいます。
　このように「認知症予防」と「口腔機能」とは密接な関係があるのです。

> 参考文献
> ・神奈川歯科大学プレスリリース、2011年1月7日
> ・ロハスメディカル：2013年11月号：vol.98：　認知症を知る　義歯を使わないと発症リスクが上がる
> ・高齢者の口腔機能とケア　長寿科学振興財団　渡邊 裕　97-105, 2010年

「噛むこと」と「認知症予防」の深いつながり

　焼き魚を食べるとき細い小骨が混じっているのを感じ、取り除くことはあると思います。このように**口の中は細かい異物を感じることもできる、繊細な働きが可能**です。この繊細な働きは大脳の広い部位 を働かせることで初めて処理することがで

きるのです。
　歯を健康に保つことで初めて食物を取り込む、噛み砕く(咀嚼(そしゃく))、飲み込む働きを継続することができます。また豊かな表情を表す、リラックスするなどの充実した生活を繰り返すことも重要で、これらの習慣が脳を活性化し認知症の予防につながると考えられているのです。
　口の健康なくして認知症予防はできないと政府も国家戦略「新オレンジプラン」を策定しています。

認知症の国家戦略「新オレンジプラン」に加えられた口腔機能の強化

　2015年1月27日政府は認知症対策の国家戦略を初めてまとめて発表しました。「認知症施策推進総合戦略」(通称「新オレンジプラン」)と言います。
　団塊の世代が75歳以上になる2025年、予測される認知症高齢者は730万人。65歳以上の5人に1人が認知症になるとの試算があります。認知症予防が国の喫緊の問題となっています。このような待ったなしの状況で作られた「新オレンジプラン」に盛り込まれたのが「認知症」と「歯の健康」の関係です。
　「歯の健康・口腔の健康が維持されること」が「認知症予防」に大きな効果があることが解明されてきたのです。
　口腔ケアと口腔リハビリテーションを継続することが、我が国の重要課題となっている認知症予防に効果があるのだと理解していただきたいと思います。

近年では「低栄養」が認知症発症のリスク要因に

　栄養状態と認知機能の関係を明らかにする研究が、東京都健康長寿医療センター研究所の社会参加と地域保健研究チームで行われました。関東と北陸に在住の70歳以上の高齢者1,150人を対象として追跡調査をし、それぞれ鉄分、脂質、タンパク質の栄養状態を表す赤血球数、HDLコレステロール値、アルブミン値の3つのうちどれか一つでも下がると、将来、認知機能を低下させるリスクとなりうるという結果を発表しました。
　鉄分、脂質、タンパク質を十分に摂れていない「低栄養」の状態は、認知症の発症リスクを高めると考えるならば、きちんと食事をして栄養を摂れるための歯が必要なことは言うまでもありません。p.24で記した**「介護予防」の3項目の中に「口腔機能の向上」と「栄養改善」がセットになっている意義**を、改めて考えることが大切ですね。

❻ 唾液分泌は音楽療法のキモ

●唾液は「何にもまさるお薬」です！

　皆さんは唾液とどのようにお付き合いしていますか。
　唾液を意識して日常生活を送っている人は多くないでしょう。唾液は意識しなくても口やのどに存在しているからです。唾液が1日にどのくらいの量、分泌されるかご存じですか？　**大人で約 1.5ℓ**です。1日の尿の量とほぼ同じです。
　唾液の働きを考えたことはありますか。唾液は健康な生活を送るうえでなくてはならないものです。
　例えば、食事のときを考えます。特にビスケットや煎餅を食べるとき唾液が充分にないと噛み砕き、飲み込むことはできないでしょう。
　また人前で話すときやコンサートで演奏する前は口が渇いた経験は誰でもあるでしょう。
　"固唾（かたず）を飲む"という表現があります。緊張してサラサラした唾液の分泌が低下し、口の中が乾燥している状態を表しています。
　口が渇き長電話ができない、口臭を感じる、口の中がヒリヒリするなどの症状が出ることもあります。このように唾液には多くの働きがあります。
　美味しくごちそうを食べたり、友人と楽しくおしゃべりをするとき唾液は重要な働きを担っているのです。

表2 唾液の働き

唾液の作用	具体例な働き
①円滑作用	口に入った食べ物を湿らせ飲み込みやすくする 口を適度に湿らせ、おしゃべりや歌うことをしやすくする
②溶解作用	食物中の味物質を溶かし、味を感じやすくする
③洗浄作用	唾液と噛んだ食物が混じり、歯や歯肉表面に強く当たることで、口の中が機械的に掃除される
④消化作用	唾液中の消化酵素（α-アミラーゼ）により食物を分解し吸収を助ける
⑤保護作用	唾液が歯の表面に膜を作り虫歯を防ぐ。口腔粘膜の感染や損傷を防ぐ
⑥緩衝作用	唾液中の炭酸・リン酸などが口の中のpH（水素イオン濃度）を一定に保ち虫歯を予防する
⑦虫歯の修復作用	唾液中のカルシウムやリン酸が溶けかけた歯を修復する（再石灰化）
⑧抗菌作用	唾液中の存在する抗菌作用物質（リゾチーム・免疫グロブリン・ラクトフェリンなど）が病原微生物から体を守る

| 音楽療法のキモ――唾液のチカラ
唾液腺をマッサージすると、筋肉もほぐれ、口が開きやすく！

耳下腺（じかせん）
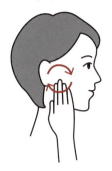
上のあごの奥歯から耳たぶの前方にかけて指を当て、軽く押しながら回す

顎下腺（がっか）
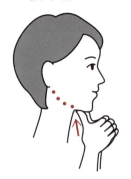
あごの下の内側のやわらかい箇所。奥歯付近を指先で軽く押す。
ここが、3つの腺の中で最も多い唾液を分泌する

舌下腺（ぜっか）
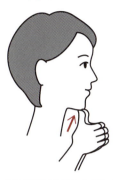
糸切り歯付近の内側に指をあて、軽くゆっくり押し上げる

唾液の働きをまとめたものです。実にいろいろな働きを担っています。

①の円滑作用は食事動作とおしゃべりに関係しています。口が渇いた状態で最後までセッションに参加することはむずかしいのではないかと感じます。音楽療法士の方々に馴染みがある項目だと思います。

③洗浄作用は自浄作用で細菌も洗い流し、⑧抗菌作用は細菌の毒から防御してくれます。口の中は細菌だらけで、唾液1ccの中に1億～10億個以上の細菌がいると言われています。寝ている間に急増します。特に口を開けていびきをかくと口腔内は乾燥しますから、細菌は爆発的に増えると言われています。

口の中を清潔に保つ作用は、誤嚥性肺炎を予防するうえでなくてはならない要素です。口の清潔状態と誤嚥性肺炎の関係はp.34で説明しました。

●唾液分泌の効果を生かす音楽療法

高齢者に対する音楽療法を行う場合、どのような病状や障害の方が参加されるでしょう？　認知症、脳卒中後遺症、パーキンソン病、介護認定されていない「フレイル」高齢者など、さまざまな状態の方が混在していると思います。また各々の病状のレベルも多岐にわたっていると予想されます。

そのような現場で皆さんはどのような目的を掲げてセッションを行いますか？

唾液分泌で維持・改善が期待できる病態への音楽療法の例　　　　「お口いきいき健康体操」は p.133

活動内容	1. 歌う	2. 音楽療法士と参加者の会話のやりとり	3.「お口いきいき健康体操」、「口の体操」
心がけること	1つ1つの言葉の意味と口腔筋（口唇、頬、舌、のどなどの筋肉）の働きを意識しながら歌う ・「漫然と歌う」「楽しく歌う」だけでは効果は表れない	・リラックスできる環境を提供する ・緊張を取り除く	1つ1つの筋肉の働きを意識しながら行う
作用機序	表情筋（顔の筋肉）	・副交感神経が優位に働く ・リラクセーション	表情筋（顔の筋肉）
改善項目	口腔筋（口唇、頬、舌、のどなどの筋肉）が正確に働く	・副交感神経が優位に働く ・リラクセーション	・口腔筋（口唇、頬、舌、のどなどの筋肉）が働く ・サラサラした唾液が分泌する ・口の中が潤う
医学的効果	・正しい摂食（食物を取り込む）咀嚼（食物を嚙み砕く）嚥下（ゴクンと飲み込む） ・明瞭なおしゃべり ・きれいな歌声	・サラサラした唾液が分泌する ・口の中が潤う	・ドライマウス（口腔乾燥症）の改善 ・歯周病、むし歯の予防 ・表情が豊かになる ・顔のアンチエイジング効果
当てはまる病気障害	・フレイル高齢者 ・脳卒中後遺症 ・認知症 ・統合失調症など ・頭部外傷 ・知的障害 ・パーキンソン病	同左	同左

またどのような評価を行いますか？

　参加者全員に合わせることは簡単なことではありませんね。しかしこの難題に答えを出すことはできるのです。

　それは「唾液」に注目することです。**音楽療法の胆（きも）は「唾液」と言える**と思います。

　楽しく歌ったりおしゃべりすることによる唾液の分泌が、副交感神経を優位に働かせます。この結果リラクセーション効果が得られます。ドライマウスを改善させ、摂食・嚥下の機能を正しく導いてくれます。そのほかにもさまざまな効果があります。

　上の表は、「唾液」の分泌で維持・改善が期待できる病気や障害の方への音楽療法の例です。ここに記載されていない精神科の患者さんや高齢者に多い服薬からくるドライマウスの症状を持つ方々にも応用できます。

7 フレイルに対応する音楽療法

介護予防の音楽療法からフレイル対応の音楽療法へ

　介護予防事業で行われる6項目の啓発活動の内容をp.24に示しました。
①運動器の機能向上　②栄養改善　③口腔機能の向上　④うつ予防・支援　⑤閉じこもり予防・支援　⑥認知機能低下予防・支援
　介護予防活動の開始当初は6項目の中から1項目ずつ啓発活動を行っていました。しかし「内容が難しい」「飽きてしまう」など参加者が減少するケースが目立ったようです。現在では「栄養改善」と「口腔機能の向上」の2項目を活動内容に入れるなど、複数の活動をセットで行い参加者の興味や希望に合致するような内容に変化しています。少しずつ改善が進んでいるようです。しかし活動の内容には理解しにくく、難しい医学的な内容が含まれます。「話の内容が難しい」「面白くない」「疲れてしまう」などの感想を持つ参加者も少なくありません。
　これは介護保険法で決められた枠組みで行われる方法です。
　現在、多くの音楽療法士が介護予防活動を目的とした音楽療法を行っていますが、どのように音楽活動を取り入れるか、どのようなセッション内容にするか、予防活動と音楽活動をどのように関係づけるかなど疑問点も少なくないと思います。

　そこで私は提案します。
　介護保険法で行われる6項目の内容を基本とし、さらに「フレイル」という考えを取り入れることで音楽療法士の活動も展開しやすくなると考えます。介護保険法だけを見ていても浮き上がってこない内容に気づきます。各々の予防活動がどのようにリンクしているのか、どの部分が手薄になっているのかなど、「フレイル」の考えを取り入れるとそれらの狭間を縫うように予防活動が進行できると思います。歌唱活動、音楽に合わせた体操、飲み込み改善を目的にした口の体操、リラックスできる環境を提供するリラクセーションなど音楽療法の活動と他の予防活動の関係が一元的に理解でき、多職種との共同活動も進めやすくなると思います。**予防活動の隙間を潤滑剤のように埋める働きは非常に重要で今後求められる仕事**だと感じます。この**隙間を埋める働きが音楽療法士のアイデンティティー(個性)につながる**と考えます。
　p.43に「**音楽療法のフレイル・サイクル**」を紹介します。各々の内容はp.44～45を。

「音楽療法」と「口腔機能の向上」は表裏一体

　音楽療法ではどのようなプログラムが行われているでしょうか？
　①音楽療法士のあいさつ
　②全体歌唱

③体操
④楽器活動
⑤リクエスト　　などが思い浮かびます。
各々の活動は「口の健康」とどのようにつながっているのか考えてみましょう。

① **音楽療法士のあいさつ**
・季節感・日にち曜日の確認 (見当識の確認)
・参加者の健康状態の確認
・皆が１箇所に集まり、"何が始まるんだろう？""音楽療法が始まるんだ"　と期待感やドキドキする雰囲気を感じてもらう。
・緊張することなく、リラックスできる環境を設定する。
　⇒リラックスすることにより副交感神経が優位に働き、サラサラした唾液が分泌されます。口の中が潤い「口腔乾燥症（ドライマウス）」の改善につながります。口が乾いていると活動の最後まで歌い続けることができません。

② **全体歌唱**
・皆が知っている曲、季節感のある曲などを歌うことで楽しさや安心感を感じてもらう。
・曲や歌詞の説明や音楽を通じた思い出話など、音楽療法士と参加者による会話のやりとりを行う。
　⇒歌うことは口唇・舌・頬・のどなどの筋肉を動かし唾液の分泌を促します。
　＊口唇・舌・頬などの動きを意識して歌うことが重要です。ただ漫然と歌うだけでははっきりした効果が表れません。
　思い出話などを通じてリラックスもできる。副交感神経が賦活しサラサラした唾液が分泌され、「口腔乾燥症（ドライマウス）」の予防、虫歯や歯槽膿漏の予防にもつながる。

③ **体操**
・体を動かすことで気分転換でき、リラックスできる。
・顔や口の体操を取り入れることで、口唇・舌・頬・のどなどの筋肉や表情筋が働き、唾液分泌を促す効果も期待できる。
＊顔の筋肉の動きを意識して少しオーバーアクションで行うことが重要です。

④ **楽器活動**
・歌うことが苦手な参加者でも楽器活動に参加することで、「自己主張」や「情動発散」効果が得られる。
　⇒リラクセーション効果として唾液分泌が表れる。

⑤ **リクエスト**
・参加者の得意な曲を歌うことで「自己主張」や「情動発散」効果がみられる。
⇒口の筋肉を動かす効果、リラクセーション効果として唾液分泌が表れる。

音楽療法のフレイル・サイクル

フレイル・サイクル（Xue QL,et al. J Gerontol A BioSci）を元に甲谷 至が作成

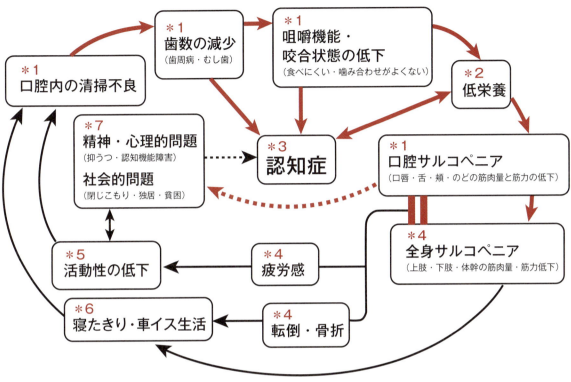

＊1～7に対してどのような音楽療法を行うことができるかは、p.44～45を参照

赤の矢印と線は、口腔機能が直接かかわる内容です。
p.44～45の「フレイル対応の音楽療法」では、多様な症状や病状を持つ対象者に対応することが求められます。同じ曲や同じ内容の音楽活動を行っても、目的や配慮すべきことが異なってくる点に留意してください。

オーラルフレイル対応の音楽療法のための基礎知識——言葉はどのように作られているか

●音節について

音声は普通は子音と母音がいくつか連なって発せられます。ふつうは母音が核となり、前後の子音をひとまとまりにしていると考える。音節といいます。日本語では拍（モーラ）と呼び、音のひとまとまりの単位となっています。

この単位は日本語においてきわめて重要な役割をはたしています。俳句の5・7・5、短歌の5・7・5・7・7・はこのモーラを数えたものです。

●「グリコ」と呼ばれるジャンケンゲーム

皆さんは子供の頃「グリコ」と呼ばれるジャンケンゲームをしたことあるのではないでしょうか。目的地を決めジャンケンをして前進するゲームです。グーで勝てば「グ」「リ」「コ」

フレイル対応の音楽療法

フレイル図中の参照記号	＊1	＊2	＊3
症状・病状	・口腔内の清掃不良 ・歯数の減少（歯周病むし歯） ・咀嚼機能、咬合状態の低下 ・口腔サルコペニア （口唇、頬、舌、のどなどの筋肉量や筋力が低下する病態）	・低栄養	・認知症
音楽療法の目的	・唾液の分泌を促し、口の中を清潔に保つ ・口の乾燥を防ぎ、「歯周病」「むし歯」「誤嚥」の予防につなげる ・筋肉量と筋力を増やし、口の働きを向上させる ・口腔サルコペニアによる発音、表情、摂食嚥下機能の低下予防 ・最後まで活動に参加できる口の働きを維持する	・低栄養になる原因をできる限り取り除く（買い物に行く体力がない、調理が立ってできない、食事中に疲れてしまう） ・摂食（食物を取り込む）咀嚼（食物を噛み砕く）嚥下（ゴクンと飲み込む動作）機能の維持向上	・口腔機能、咀嚼機能、咬合状態の維持向上 ・記憶障害 ・見当識障害 ・判断力低下　…などの維持向上 ・認知障害 ・行動障害
音楽療法の活動方法	・リラックスできる環境を提供する ・「お口いきいき健康体操」など口を動かす体操を継続的に行う ・口唇、頬、舌、のどなどの筋肉の動きと働きを意識しながら歌うように心がける（ただ漫然と歌っているだけではリハビリ効果は表れない）	・リラックスした環境を提供することで唾液の分泌を促しドライマウス（口腔乾燥症）の予防につなげる ・＊1の内容と重複する内容が含まれるが、これらは低栄養の予防につながる	・見当識訓練、回想法（思い出の曲、昔よく歌った曲、なじみの音楽）、ストレッチ体操、手指の運動などをプログラムに取り入れ脳の活性化を図る。 ・体を動かしながら数を数えるなど2つの作業を同時に行う「コグニサイズ」を取り入れることも有効。 ・唾液分泌、口唇、頬、舌、のどなどの筋肉の動きを活性化する ・「お口いきいき健康体操」など口を動かす体操を継続的に行う

と3歩前進、パーで勝てば「パ」「イ」「ナ」「ツ」「プ」「ル」と6歩前進、チョキで勝てば「チ」「ヨ」「コ」「レ」「イ」「ト」と6歩前進。懐かしいですね。

　これが「モーラ」という言葉の最小単位を応用した遊びです。

チョキで勝った時「チ」「ョ」「コ」「レ」「ー」「ト」、
パーで勝った時「パ」「イ」「ナ」「ッ」「プ」「ル」と発音する、
またグーで勝った時「グ」「リ」「コ」「ノ」「オ」「マ」「ケ」と7歩前進するなどいろいろなローカルルールがあるようです。
　このようにカッコで示した発音の単位がモーラです。
　多くの子供が経験した遊びを思い出せば、「モーラ」の概念が理解しやすいと思います。
　日本語の「音素とモーラ」の関係をp.46に示します。

＊4	＊5	＊6	＊7
・疲労感 ・全身サルコペニア （加齢に伴って上肢・下肢・体幹の筋肉が減少し握力や歩行速度の低下などが表れる） ・転倒・骨折	・活動性の低下	・寝たきり、車イス生活	精神心理的問題 （抑うつ・認知機能障害） 社会的問題 （閉じこもり・独居・貧困）
・日常生活に支障が出ないように、転倒しないで歩行できるように体力の維持向上	・日常生活に支障が出ないように体力の維持向上 ・将来閉じこもりにならないように配慮する	残存機能の維持向上 ・唾液分泌を促し口の中を清潔に保つ ・安全に摂食嚥下を行う ・誤嚥性肺炎の予防 ・楽しいおしゃべり、豊かな表情を維持向上する ・体の緊張を取り除く	楽しい雰囲気を感じる ・楽しいおしゃべりと豊かな表情の維持向上 ・体の緊張を取り除く
・音楽に合わせストレッチ体操を行う ・継続可能な活動的な内容を提供する	・音楽療法の楽しさの享受 ・皆と共に継続的に参加 ・セッション会場への継続的な通い 以上が可能となるよう工夫する	・リラックスできる音楽療法や音環境を提供する ・体の緊張が改善できるような配慮をする ・口唇、頬、舌、のど、頚など口腔機能の余分な緊張をほぐす ・リラックスすることで唾液分泌を促し、ドライマウス（口腔乾燥症）を予防する ・口の中を唾液の多い潤いのある状態に維持改善し、摂食嚥下（食物の飲み込み）を安全に行う ・残存機能の働きを有効に使用できるように音楽に合わせ体操を行う（お口いきいき健康体操）	・リラックスできる音楽療法や音環境を提供する ・音楽に合わせストレッチ体操を行う ・継続可能な活動的な内容を提供する ・気楽に参加できるような選曲、活動内容を取り入れる

子音音素と母音音素を縦横に並べ、それらの組み合わせが可能なモーラを「　　」とくくって表してあります。カッコで区切られた１つ１つが１モーラです。

モーラ分析を行うとどのようなことが分るのか

　言葉を小さな単位ごとに観察することができます。
　発音しやすい言葉か、発音しにくい言葉か、訓練につながる発音が多いか少ないか　など音楽療法で行われる歌唱やおしゃべりなどの効果を可視化することが可能です。
　音楽療法で使用する歌詞を事前にモーラ分析すると、皆が歌いやすい曲か、舌がもつれてしまうようなむずかしい曲か、また介護予防を目的に行う場合、効果がどの程度ある曲なのかなど予想できると思います。看護師や介護士などの方々に音楽療法の目的、効果を説明す

カッコで区切られた1つ1つが1モーラです。

あ行	あ	い	う	え	お
か行	「か」	「き」	「く」	「け」	「こ」
	「きゃ」		「きゅ」		「きょ」
が行	「が」	「ぎ」	「ぐ」	「げ」	「ご」
	「ぎゃ」		「ぎゅ」		「ぎょ」
さ行	「さ」	「し」	「す」	「せ」	「そ」
	「しゃ」		「しゅ」		「しょ」
ざ行	「ざ」	「じ」	「ず」	「ぜ」	「ぞ」
	「じゃ」		「じゅ」		「じょ」
た行	「た」	「ち」	「つ」	「て」	「と」
	「ちゃ」		「ちゅ」		「ちょ」
だ行	「だ」	「ぢ」	「づ」	「で」	「ど」
な行	「な」	「に」	「ぬ」	「ね」	「の」
	「にゃ」		「にゅ」		「にょ」
は行	「は」	「ひ」	「ふ」	「へ」	「ほ」
	「ひゃ」		「ひゅ」		「ひょ」
ぱ行	「ぱ」	「ぴ」	「ぷ」	「ぺ」	「ぽ」
	「ぴゃ」		「ぴゅ」		「ぴょ」
ば行	「ば」	「び」	「ぶ」	「べ」	「ぼ」
	「びゃ」		「びゅ」		「びょ」
ま行	「ま」	「み」	「む」	「め」	「も」
	「みゃ」		「みゅ」		「みょ」
や行	「や」		「ゆ」		「よ」
ら行	「ら」	「り」	「る」	「れ」	「ろ」
	「りゃ」		「りゅ」		「りょ」
わ行	「わ」				
その他	「っ」 (小さいっ)				
	「ん」				
	「ー」 (引き音ー)				

*モーラ分析の注意点　小文字の「ぁ」「ぃ」「ぅ」「ぇ」「ぉ」「ゃ」「ゅ」「ょ」はモーラに含まれません。「っ」「ん」「ー」はモーラに含まれます。

るとき便利なツールだと思います。

　このモーラ分析を使えば**「口唇と舌の動きが必要な発音」が含まれる曲**を優先的に選曲することができます。「口唇と舌の動きが必要な発音」の代表は、p.68-69に示した**母音の5音および「パ群」、「タ群」、「カ群」の発音**です。いずれも摂食嚥下やおしゃべりに必要な口腔機能を鍛えるために有効な発音です。

誰でも今から予防が必要 口腔機能低下症
「フレイル」や「オーラルフレイル」とは近い関係！

音楽療法ではこう対処します！

保険医療への仲間入り

2018年4月から歯科診療報酬において「口腔機能低下症」という病名が認められました。医療保険が適用されることになったわけです。その診断基準は次の7つの症状です。

①**口腔不潔**（舌苔が付いている、きちんと歯を磨けていない、うがいができていない）
②**口腔乾燥**（唾液が出にくい、口が乾いている）
③**咬合力低下**（噛み合わせがうまくいかない、噛みくだく力が低下している）
④**舌・口唇運動機能低下**（舌や唇の動きが悪い、食べ物が口からこぼれる、口に残る）
⑤**低舌圧**（食べ物を舌でのどに送り込めない、舌の筋力が弱い）
⑥**咀嚼機能低下**（きちんと噛めない、噛み続けられない）
⑦**嚥下機能低下**（うまく飲み込めない、むせる）

(1) 以上7項目の症状のうち3つ以上に該当する場合「口腔機能低下症」と診断され歯科疾患管理料（100点）が算定可能となります。
(2) (1)に加え、患者が65歳以上で　③咬合力低下　⑤低舌圧　⑥咀嚼機能低下のいずれかの症状がある場合は口腔機能管理加算(100点)が算定可能となります。

＊3項目以上該当する場合は「フレイル」で、歯科医院の受診が必要
　1〜2項目該当する場合は「オーラルフレイル」で、地域保健事業や介護予防が対応
　→これは音楽療法士の出番です。「オーラルフレイル」とは「フレイル」より軽度だが、口の中に些細な機能低下がある状態です（p.31〜32）。

進化する歯科医療

現代の歯科医療は、従来のように歯だけを診るのではなく、些細な口の機能低下（オーラルフレイル）に注意を払い、口腔の機能の良し悪しが身体の健康を左右するという考えに変わりつつあります。「歯科」から「口腔医学」へと視点が移動しているのです。乳幼児期から要介護の高齢期まで人の一生の健康を、口腔の働きからサポートするという立場であり、これからの歯科医療の方向の一つと考えられます。
（P.26〜27にも医科と歯科の連携についてふれました。歯科は全身の医療と結び付いています）

さて、「口腔機能低下症」のこの7つの症状は、音楽療法の参加者によく見られる口の状態に当てはまるものが多いのではないでしょうか。p.48に簡単にまとめました。

これら7症状のある人を音楽療法で見かけませんか？

「口腔機能低下症」の7つの検査項目	音楽療法で見かける参加者の口の健康状態
① 口腔不潔 （舌苔の付着状態）	・口臭 ・舌苔がよく見える ・何となく清潔感がなくなった ・以前より洋服に注意が注がれなくなった
② 口腔乾燥	・途中でお茶を飲む ・口が完全に閉まらない ・口角が下がる ・上口唇のしわ ・疲れて最後まで参加できない
③ 咬合力低下	・口を大きく開けない ・歯を見せて歌えない
④ 舌・口唇運動機能低下 （オーラルディアドコキネシス）	・口が完全に閉まらない ・口角が下がる ・上口唇のしわ ・口唇の左右非対象 ・歯を見せて歌えない ・「ア」と「エ」の発音が不明瞭 ・「イ」と「エ」の発音が不明瞭 ・「ナ行」が不明瞭 ・息が続かない
⑤ 低舌圧	・「ア」と「エ」の発音が不明瞭 ・「サ行」が不明瞭 ・自分の唾液でむせる
⑥ 咀嚼機能低下	・口を大きく開けない ・歯を見せて歌えない
⑦ 嚥下機能低下	・声がかすれる ・しわがれる ・咳払いする ・高い声が出ない ・最近痩せてきた ・歌や会話の途中でむせる

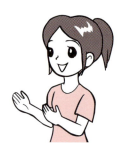

います、います。
セッションで
こういう方。

ご高齢だから
しかたないのかな、
と思って、
見て見ぬふりをして
きましたが…。

では、そういう
参加者に音楽療法士は、
何とお声をかけて
どんなセッションを
すればいいんですか？

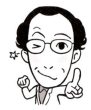

そうでしょう！
高齢だからと見過ごしてはいけません、
**立派なオーラルフレイル、または
フレイルの人と言えます。**

はい、よく質問してくれました。
それでこそ音楽療法士！
では、次のページから
それをご伝授しましょう！

歌唱中のこんな場面で、音楽療法士はどう対応しますか

① 「口腔不潔」と思われる人がセッションに参加していたら…

●**歌唱中よくある場面**：参加者が近くで話したり歌うとき、口臭を感じる。
●**「お口の元気度」評価法で注意したい項目**：8項目とも2点を獲得する可能性が高い。

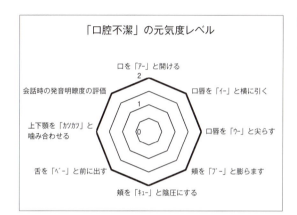

●**お口の元気度評価法で見るべきポイント**：
8項目とも、機能低下が表れない可能性あり
しかし大切なのは唾液の分泌を促すこと。
口唇・舌・頬を十分に動かすことを心がけ音楽療法を継続したい。

●**音楽療法士による介入方法と声かけ**：

①リラックスした環境を提供し副交感神経を優位に働かせる。
「無理をしないで体調に合わせてください」
②歌うことで唾液の分泌を促がし、口腔内の湿潤度の維持・改善に努める。
「歌うことで唾液が出てきますよ」
③口唇・頬・舌を意識し表情筋を大きく動かすように歌う。
「口や顔を大きく動かすように歌ってください」
④唾液分泌を促す（唾液腺マッサージ、音楽に合わせて行う顔の体操・健口体操）
「耳の前（耳下腺）、下顎の内側奥歯付近（顎下腺）、下顎の内側前歯付近（舌下腺）を軽く押してください。唾液がじわっと出てきます」

●**音楽療法士の配慮**：「お口の健康に不安があれば歯医者さんに行ってくださいね」
などと声かけする。
●**症状**：舌苔が付着し、誤嚥性肺炎となりやすい状態
●**原因**：舌の清掃不良・口腔乾燥・唾液量の低下
●**治療方法**：歯みがき・入れ歯・舌の清掃
必要に応じて医師、歯科医師、看護師などに連絡する

基礎編 口腔機能低下症

歌唱中のこんな場面で、音楽療法士はどう対応しますか

②「口腔乾燥」と思われる人がセッションに参加していたら…

●**歌唱中よくある場面**：セッション途中でお茶を飲む

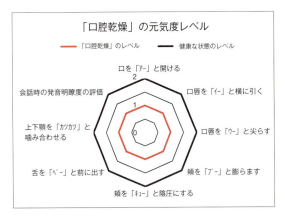

●**「お口の元気度」評価法で見るべきポイント**：
8項目とも低下する可能性あり。
口の機能低下につながる症状と言える。唾液分泌を目的に口唇・舌・頬を十分に動かすことを心がけ、音楽療法を継続したい。

●**音楽療法士による介入方法と声かけ**：

①リラックスした環境を提供し副交感神経を優位に働かせる。
　「気分をラクに、上手に歌う必要はありませんよ」
②唾液の分泌を促がし、口腔内の湿潤度の維持・改善に努める。
　「楽しい雰囲気を感じるだけでいいんですよ」
③口唇・頬・舌を意識し表情筋を大きく動かすように歌う。
　「顔・口唇・舌の動きを意識しながら歌ってみましょう」
④唾液分泌を促す（唾液腺マッサージ、音楽に合わせて行う顔の体操・健口体操）
　「食事の前に顔の体操をしましょう。飲み込みの準備運動です」

●**音楽療法士の配慮**：「セッション途中で休憩を取りますね」、
「のどが渇いたら水分を取ってください」
●**症状**：口腔内の異常な乾燥状態、さまざまな自覚症状が表れる
●**原因**：内服薬の副作用、ストレス、唾液分泌量の低下、口呼吸や開口
●**治療方法**：口腔保湿材を使用、唾液腺マッサージ
必要に応じて医師、歯科医師、看護師などに連絡する

歌唱中のこんな場面で、音楽療法士はどう対応しますか

③「咬合力低下」と思われる人がセッションに参加していたら…

●**歌唱中よくある場面**：歌うとき口を大きく開けない、バランスが悪くふらつくような感じで歩く

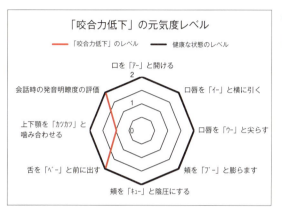

●**「お口の元気度」評価法で見るべきポイント**：「上下顎カツカツ」が低下する可能性あり。音楽に合わせ口を開け閉めするような顔の体操も取り入れたい。

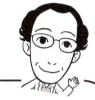

●**音楽療法士による介入方法と声かけ**：

①口の開閉運動時に働く側頭筋（こめかみ部分）・咬筋（耳の前下方）の動きを感じて頂きながら音楽に合わせ顔の体操を行う
「口をカツカツ動かす顔の体操を行うと、こめかみ部分・耳の前下方の筋肉が動きますね」

●**音楽療法士の配慮**：「歌うとき口の中が痛くなることはありますか」、「最近体重の変化はありますか」、「最近転んだことはありますか」などとを尋ねる
●**症状**：噛み合わせの力が低下した状態
●**原因**：歯周病・虫歯・入れ歯の不安定でしっかり噛めない、口を開閉時働く咬筋や側頭筋の筋肉量・筋力低下
●**治療方法**：虫歯・歯槽膿漏・入れ歯などの歯科治療、顔の筋肉を動かす口腔リハビリテーション
必要に応じて医師、歯科医師、看護師などに連絡する

基礎編　口腔機能低下症

歌唱中のこんな場面で、音楽療法士はどう対応しますか

④「舌・口唇運動機能低下」と思われる人がセッションに参加していたら…

●**歌唱中よくある場面**：口唇が常に少し開いている、口角が下がってしまう、鼻の下が伸びている、口を閉じたとき唇の左右非対称が目立つ

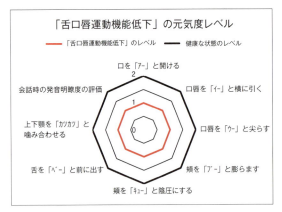

●**「お口の元気度」評価法で見るべきポイント**：8項目全てと「ODパ」「ODタ」「ODカ」が低下する可能性あり。

口腔機能を司る最重要な働き。口唇・舌・頬・咽頭の動きを意識しながら、ゆっくりしたテンポから歌うようにしたい。歌詞の単語を発音する、歌詞を朗読することも効果的。

お国自慢替え歌カルタ70の京都祇園まつり（コンコン・チキチキ・コンチキチ）、ドンパン節、鉄道唱歌など歌う活動は、有効なリハビリとなる。音楽療法は継続が重要。

●**音楽療法士による介入方法と声かけ**：

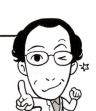

①リラックスした環境を提供し副交感神経を優位に働かせる。
　「音楽療法は遅刻や早退しても大丈夫ですよ」
②唾液の分泌を促がし、口腔内の湿潤度の維持・改善に努める。
　「オーバージェスチャーで歌ってみましょうか」
③口唇・頬・舌の前後運動を意識し表情筋を大きく動かすように歌う。
　「少しゆっくりと、舌の動きを意識しながら歌いましょう」
④「パ・タ・カ・ラ行」の歌詞が多い曲を選択する
　「楽しく歌うことでリハビリ効果が出る曲がたくさんあるんですよ」

●**音楽療法士の配慮**：「速いフレーズは歌いにくいですか」、「曲のテンポは少し遅くした方が楽ですか」、「お食事のときむせることはありますか」、「最近体重の減少はありますか」などと尋ねる

●**症状**：おしゃべり・早口が不明瞭となる、食物を取るときこぼす・むせる

●**原因**：口唇・舌など口腔周囲筋の機能低下、口腔乾燥症

●**治療方法**：口唇や舌の前後運動などの口腔リハビリテーションを行う

必要に応じて医師、歯科医師、看護師などに連絡する

歌唱中のこんな場面で、音楽療法士はどう対応しますか

⑤「低舌圧」と思われる人がセッションに参加していたら…

●**歌唱中よくある場面**：「サ・シ・ス・セ・ソ」「ナ・ニ・ヌ・ネ・ノ」など子音がはっきり言えない、話や歌の途中でむせることがある、最近痩せてきた

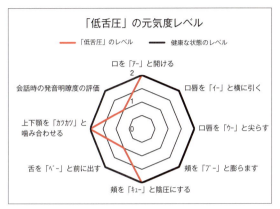

●**「お口の元気度」評価法で見るべきポイント**：
「ベー」、「発音明瞭度」、「OD タ」、「OD カ」が低下する可能性があり。舌の動きの低下は、口腔機能低下に直結するので重要。
雪（かれきのこらず　はながさく）茶摘み（あかねだすきに　すげのかさ）など舌の前後運動がある歌詞を選んで歌いたい。

●**音楽療法士による介入方法と声かけ**：

①リラックスした環境を提供し副交感神経を優位に働かせる。
　「七夕の季節が来ましたね。子どものころを思い出してみましょう。どんな短冊を書きましたか」
②唾液の分泌を促がし、口腔内の湿潤度の維持・改善に努める。
　「歌うと唾液が出てきます。舌の動きがスムースになりますよ」
③舌の前後運動を意識しながら歌う。
　「歌うとき、舌が前後に動きます。これは大切な動きです」
④「タ・カ・ラ行」の歌詞が多い曲を選択する
　「前後に舌を動かす運動は効果的です。例えば茶摘み、その替え歌の静岡・日本茶は舌の前後運動が多く出てきます」
⑤「タ・タ・タ・・・」と音楽に合わせて舌の尖端をグッと上顎前歯の裏側に押し付ける運動を行う「（タ・タ・タ・・・）の発音と（ゴクン）と飲み込むときの舌の動きは同じです。むせないための大切な舌の動きです」
⑥「サ行・ナ行」の歌詞が多い曲を選択する
　「ナ・ニ・ヌ・ネ・ノと発音してみてください。鼻から息が漏れるのを感じてください」

●**音楽療法士の配慮**：「お食事のときむせることはありますか」、「最近体重の減少はありますか」と尋ねる
●**症状**：舌と口蓋が接触する圧力が低下する、咀嚼嚥下障害・低栄養となる
●**原因**：舌や舌を動かす筋肉の機能低下
●**治療方法**：舌に負荷を加える運動、上顎の入れ歯を改良するなどの歯科治療
必要に応じて医師、歯科医師、看護師などに連絡する

歌唱中のこんな場面で、音楽療法士はどう対応しますか

⑥「咀嚼機能低下」と思われる人がセッションに参加していたら…

●**歌唱中よくある場面**：歌うとき口を大きく開けない。歯を見せながら歌ってみましょう明瞭に聞こえますねと言っても、歯を見せて歌うことができない。バランスが悪くふらつくような感じで歩く。

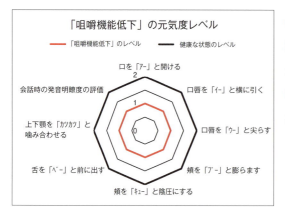

●**「お口の元気度」評価法で見るべきポイント**：
8項目全てと「OD パ」、「OD タ」、「OD カ」が低下する可能性あり。
咀嚼機能は様々な筋肉を使って行われ、歌う・おしゃべりにも影響することが予想される。口の動きを意識しながら音楽療法を行いたい。

●**音楽療法士による介入方法と声かけ**：

①口の開閉運動時に働く側頭筋（こめかみ部分）・咬筋（耳の前下方）の動きを感じてもらいながら音楽に合わせて、顔の体操を行う。
「こめかみ部分と耳の前下方を両手で触りながら、口の開け閉めをしてみてください。筋肉が動くのが感じられますね」
②歌うとき働く多くの筋肉と咀嚼機能は関連がある
「歌うときもこの筋肉が動くのです。歌う活動と咀嚼機能は関連しているんですよ」

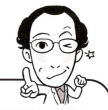

●**音楽療法士の配慮**：「歌うとき口の中が痛くなることはありますか」、「最近体重の変化はありますか」、「最近転んだことはありますか」などと様子を尋ねる
●**症状**：食べこぼし・むせ・硬い食品の咀嚼ができない
●**原因**：歯周病・虫歯・入れ歯の不安定でしっかり噛めない、口の開閉時に働く咬筋や側頭筋の筋肉量・筋力低下、舌の運動機能の低下
●**治療方法**：虫歯・歯槽膿漏・入れ歯などの歯科治療、舌・側頭筋・咬筋などの口腔リハビリテーション
必要に応じて医師、歯科医師、看護師などに連絡する

歌唱中のこんな場面で、音楽療法士はどう対応しますか

⑦「嚥下機能低下」と思われる人がセッションに参加していたら…

●**歌唱中よくある場面**：高い声が出なくなった、最近元気がない、痩せてきた

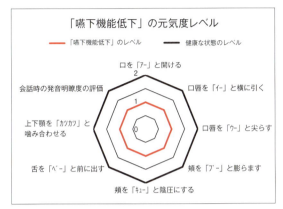

●**「お口の元気度」評価法で注意したい項目**：
8項目全てが低下する可能性あり

基本チェックリスト（口腔機能の評価項目）は「はい」の回答が出ることが予想されます。
⑫半年前に比べて堅いものが食べにくくなりましたか
⑬お茶や汁物でむせることがありますか
⑭口の渇きが気になりますか
音楽療法と嚥下機能は口唇・舌・頬など同じ組織が働きます。歌う活動は嚥下機能の低下予防維持につながるので、継続したい。

●**音楽療法士による介入方法と声かけ**：

①リラックスした環境を提供し副交感神経を優位に働かせる。
「みんなで楽しい環境や空間を作りましょう」
②唾液の分泌を促がし、口腔内の湿潤度の維持・改善に努める。
「曲がヒットした頃を思い出してみましょうか」
③口唇・頬・舌を意識し表情筋を大きく動かすように歌う。
「ゆっくりしたテンポでいいんですよ。口唇・舌・頬など筋肉を大きく動かすように歌いましょう」
④唾液分泌を促す（唾液腺マッサージ、音楽に合わせて行う顔の体操・健口体操）
「音楽に合わせて顔の体操をしましょう。初めて行う方は顔の筋肉が疲れます。無理しないようにしてください」
⑤少しずつ高い声を出すような選曲をする。高い声を出すことは喉頭を挙上させるリハビリとなります。これは嚥下機能の維持向上にもつながります。
「無理しない範囲でいいですから、少し高い声も出してみましょう」

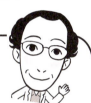

●**音楽療法士の配慮**：「セッション途中で休憩を取りますね」「のどの動きが良くなると高い声も出るようになります。飲み込みも円滑にできるようになりますよ。」と説明する
●**症状**：現在はっきりと摂食嚥下障害は表れていないが口唇・舌・頬などに些細な機能低下がある、高齢者特有の喉の違和感・むせがある
●**原因**：加齢による摂食嚥下機能の低下、内服薬の副作用、ストレス、唾液分泌量の低下、口腔乾燥症
●**治療方法**：口唇・舌・頬などの口腔リハビリテーション、口腔保湿材を使用、唾液腺マッサージ
必要に応じて医師、歯科医師、看護師などに連絡する

基礎編　口腔機能低下症

「口腔機能低下症」診断で行われる検査と

「口腔機能低下症」と「お口の元気度」評価法は、ともに検査している組織・

口腔機能低下症の検査項目	① 口腔不潔 （舌苔の付着状態）	② 口腔乾燥	③ 咬合力低下
	・細菌カウンターで細菌数を計測 ・TCI法で視診する	・ムーカスで湿潤度を計測 ・サクソンテストを行う	・感圧シートで計測 ・アイヒナー検査で残存歯数を計測
検査する組織	舌表面	舌背部	歯牙
音楽療法で意識して行う活動	・リラックスした環境の提供 ・口の動きを意識し十分に動かしながら歌う ・口腔内の湿潤状態の維持と唾液分泌 （唾液腺マッサージ） （唾液分泌を促す顔の体操、健口体操）	・リラックスした環境の提供 ・口の動きを意識し十分に動かしながら歌う ・口腔内の湿潤状態の維持と唾液分泌 （唾液腺マッサージ） （唾液分泌を促す顔の体操、健口体操）	「お口いきいき健康体操」
対応する「お口の元気度」評価法の検査項目	①「アー」②「イー」③「ウー」 ④「プー」⑤「キュー」⑥「ベー」	①「アー」②「イー」③「ウー」 ④「プー」⑤「キュー」 ⑥「ベー」⑦「上下顎カツカツ」	⑦「上下顎カツカツ」
音楽療法で観察する部位	副交感神経を優位に働かす 口唇、頬、舌、舌を動かす筋肉（外舌筋）	副交感神経を優位に働かす 口唇、頬、舌、舌を動かす筋肉（外舌筋）	咬筋、側頭筋、顎関節、歯牙

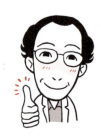

今、説明してきた「こんな人がセッションに参加してきたら」をまとめると、上の表のようになります。
いいですか（声を大にして）、音楽療法士は検査器具や測定器を使わなくても歌ってもらったら、フレイルの人や口腔機能低下症の人を発見できるんです！診断の予測ができるんです！　そして専門職の人に申し送りができるんです。セッションでの歌唱は、すべて予防やリハビリなんです。
この歌のセッションは、保険医療への大きな貢献なんですよ！

一つ一つのセッションの中で、観察力を鍛えて、慣れていくことですよ。しっかりね！

「お口の元気度」評価法での検査の相互関係

観察している部位が同じであり、同じ目的をもって実施していると言える。

④舌・口唇運動機能低下（オーラルディアドコキネシス）	⑤低舌圧	⑥咀嚼機能低下	⑦嚥下機能低下
・パ・タ・カの発音数計測 ・健口君、ペン打ち法でカウント	・舌圧測定器で最大舌圧を計測 ・ペコパンダを使う代替方法	グミゼリーを咀嚼する	・嚥下スクリーニング質問紙 EAT10 で質問する ・聖隷式嚥下質問紙で代用する
口唇、舌、頬、口蓋、咽頭など	舌、舌を動かす筋肉	歯牙、頬、舌、咀嚼筋	口唇、舌、頬、口蓋、咽頭など嚥下に作用する組織
・リラックスした環境の提供 ・口唇・舌の前後運動を意識して行う ・リハビリ効果のある曲を選ぶ	・リラックスした環境の提供 ・舌の前後運動を意識して行う ・リハビリ効果のある曲を選ぶ	・リラックスした環境の提供 ・舌の前後運動を意識して行う ・口腔内の湿潤状態の維持と唾液分泌	・リラックスした環境の提供 ・舌の前後運動を意識して行う ・口腔内の湿潤状態の維持と唾液分泌 ・お口いきいき健康体操
早口言葉言えるかな？で同じオーラルディアドコキネシスの検査を行います	⑥「ベー」⑧会話時の発音明瞭度 日常生活（会話・摂食嚥下）で必要な動きを予想できる。	①「アー」②「イー」③「ウー」④「プー」⑤「キュー」⑥「ベー」⑦「上下顎カツカツ」多くのポーズが咀嚼機能と関係している	基本チェックリスト⑬⑭⑮の内容
口唇、舌、頬、口蓋、咽頭など	口唇、舌、舌を動かす筋肉、頬、顎関節、口を開ける咀嚼筋	口唇、舌、頬、口蓋、咽頭、顎関節、口の開閉を行う咬筋・側頭筋	口唇、舌、頬、口蓋、咽頭、顎関節、口の開閉を行う咀嚼筋

基礎編　口腔機能低下症

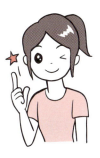

はあ～！目が覚めました！
ボ～ッと歌のセッションやってる場合じゃないですね。
歌ってる口から、こうしたいくつものことが診断できるなんて！
これほどの根拠がある、ということに驚きました。
もっと参加者を観察しなくちゃ。　そして、音楽療法が
保険医療への架け橋になっているなんて
誇らしいです……自信ないけど。音楽療法って繊細で奥深い。
そして、とっても社会的なものなんですね。

音楽療法で「口から診断・予防する」ために作りました！
「お口の元気度」評価法 （本書の表紙裏の厚紙に印刷されている表）

音楽療法士のための口腔機能評価法　（オーファミ）
Oral Function Assessment method for Music therapist (OFAM)

簡単にできる評価法でトレーニングを重ねよう

　みなさんは、歌っている対象者の口の動きを注意したことはありますか？
口は、「食物を取り込む」、「噛み砕く」、「ゴクンと飲み込む」、「おしゃべりを楽しむ」、「豊かな表情を表す」など多くの働きがありますが、日常生活で口に何らかの不都合を感じている人は少なくありません。

　口の働きが低下していると楽しく音楽療法に参加することもできなくなります。音楽療法士は歌や音楽を通じて口の健康を扱う専門家ですから、口の健康を観察することも必要です。

　ここでは「お口の元気度」評価法という、音楽療法士が観察できる評価法を示します。なおこの評価法は、毎回のセッションで
 1. 皆と同じように歌えたか？
 2. セラピストの合図に答えられるか
 3. 楽器活動のでき具合
などのような、音楽療法への参加状況や達成度を観察するものではありません。

　口に注意を向けて、参加者との「初対面時」、「初回セッション前」、「最終セッション後」、または「6か月ごと」に実施して口腔機能の変化を観察する目的で作成しました。①〜⑧の元気度レベルは、**日常生活を通じて観察できる評価**です。健康状態や動きの良し悪しの目安と考えてください。
⑨〜⑪は、口唇と舌の細かい動きを観察する項目です。厚生労働省の介護予防マニュアルにも紹介されています。数字で成績が表れるので統計処理も可能です。
⑫〜⑭は我が国の介護保険制度のスクリーニング法として使われている基本チェックリストの中の口腔機能の評価項目です。

　なお、「お口の元気度」評価法は0点、1点、2点と3段階の判定にしました。**在宅で生活している人は、普通の動作をしてもらうだけで問題なく2点となることを予想して作成してあります。0点は身体機能障害とすぐ明らかに判断できるはずです。**

　採点は厳しくカウントしてもらうことが条件ですが、一般の方や歯科医学的知識の少ない音楽療法士の方が使用する場合、もし**対象者が完全にポーズがとれない場合は1**

点を躊躇なくつけてもらいたいのです。

　例えば「プー」の時、頬の膨らみの左右差がある、「ベー」の時、舌の尖端が曲がってしまう、会話で聞き取りにくい時があるなどは、すべて1点を付けてください。

　この考えを使えば、**普通の生活をしている人は問題なく2点×8で16点となる**はずです。何か機能低下がみられる方は16点未満となってしまいます。16点に近い獲得点数であっても16点未満の方は「オーラルフレイル」の可能性があり、口腔機能向上を目的とする音楽療法の対象者と考えることができます。日常生活やセッションを通じて、口のささいな機能低下が潜んでいる「オーラルフレイル」を見つけていただきたいと考えています。

・16点満点なら「健康」
・16点未満なら「フレイル」または「オーラルフレイル」の可能性あり。音楽療法の介入が必要
となります。

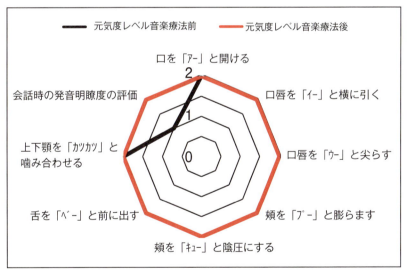

音楽療法を実施前と後の「お口の元気度」の変化

　在宅で問題なく生活されている高齢者は、8項目とも一番外側の2点満点のラインを獲得できるはずです。この状態は「健康」「ノンフレイル」「ノンオーラルフレイル」と考えられます。

　しかしこの例のように発音明瞭度が1点となる場合は「オーラルフレイル」の可能性があります。外側のラインまで回復させるために、音楽療法の介入が必要と考えます。このようにグラフに表示して状態を認識してください。

本書の表紙裏にある「お口の元気度」評価法の解説

この評価法は、こういう点数の基準で作られています。

「お口の元気度」評価法
音楽療法士のための口腔機能評価法　Oral Function Assessment method for Music therapist　(OFAM)

口の健康は、①食べる　②しゃべる・歌う　③笑う（表情を豊かにする）の３大項目を重視し、音楽療法士が使いやすい検査項目にまとめました。この評価法では「元気度レベル」として「２」、「１」、「０」の３段階で表します。「２」は充分に（完全に）できる状態、「０」はできない状態、「１」はその中間の状態で機能低下が疑われる状態とします。今すぐ日常生活に大きな支障はないが、将来的に機能低下が発生するかもしれない状態として分類します。

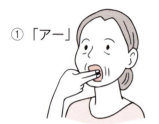
①「アー」

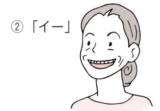
②「イー」

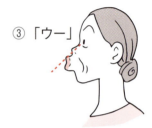
③「ウー」

1. 口唇（口）は動くかな？　（摂食嚥下・おしゃべり・表情に関与します）

	評価方法	元気度レベル	日常生活の状態
①	口唇（口）を「アー」と開ける	2	[摂食嚥下]　顎関節の動き、口の開閉に関与する咀嚼筋の働きは健全、摂食嚥下は正常です。 [話す・歌う]　楽しくできるでしょう。 [表情]　顔の表情は豊かです。
		1	[摂食嚥下]　顎関節の動き、口の開閉に関与する筋肉の働きは低下があります。 　入れ歯不良（未使用）や歯科疾患、咀嚼筋力の低下が予想されます。日常生活に支障が生じる可能性があります。 [話す・歌う]　おしゃべりと歌うことは可能ですが、口先だけで発音し聞きにくい場合があります。 [表情]　顔の表情は少し硬い感じがしたり、乏しくなります。
		0	[摂食嚥下]　口から食事を摂る事はできないことが予想されます。 　鼻から管を挿入したり、胃瘻、点滴で栄養補給している可能性があります。 [話す・歌う]　おしゃべりと歌うことは出来ないこともあるでしょう。皆が楽しく行っている音楽活動を聞いて頂くことはリラックスするために必要です。難聴、認知症、失語症などでこちらの問いかけや指示が理解できない可能性もあります。 [表情]　顔の表情はほとんど無いか、硬い感じがします。

②	口唇を「イー」と横に引く	2	[摂食嚥下] 口唇と頬の筋肉が十分に働き、食物形態に合わせて正確に取り込むことができます。 [話す・歌う] 口唇はなめらかに動き、おしゃべりと歌うことは楽しくできるでしょう。 [表情] 口角はニッと上がり、にこやかな表情です。
		1	[摂食嚥下] 口唇と頬の筋肉の動きは少し低下していたり、マヒがあり働きが低下している可能性があります。食物を取り込み細かく噛み砕く働きが低下している可能性があります。食事動作で支障が出る可能性があります。 [話す・歌う] 口唇の動き低下がみられ、おしゃべりと歌う場面で聞きにくい発音が表れます。機能低下が進むとさらに発音は不明瞭となり会話や歌うことが難しくなる可能性があります。 [表情] 顔の表情が硬くなったり、乏しくなります。
		0	[摂食嚥下] 口から食事を摂る事はできないか困難が予想されます。鼻から管を挿入したり、胃瘻、点滴で栄養補給している可能性があります。 [話す・歌う] おしゃべりと歌うことは出来ないことがあるでしょう。皆が楽しく行っている音楽活動を聞いて頂くことはリラックスするために必要です。難聴、認知症、失語症などでこちらの問いかけや指示が理解できない可能性もあります。 [表情] 顔の表情はほとんど無いか非常に乏しくなります。
③	口唇を「ウー」と尖らす	2	[摂食嚥下] 口唇と頬の筋肉が十分に働き、食物形態に合わせて正確に取り込むことができます。 [話す・歌う] 口唇はなめらかに動き、おしゃべりと歌うことは楽しくできるでしょう。 [表情] 顔の中心にある大きな口唇（口輪筋）の動きが良くさまざまな表情を表せます。
		1	[摂食嚥下] 口唇と頬の筋肉の動きは低下していたり、マヒが残っている可能性があります。食物を取り込む動作が低下し、食事動作に支障が表れる可能性があります。口唇や頬の筋肉量や筋力の低下が考えられます。 [話す・歌う] 口唇の動きは低下がみられます。おしゃべりと歌うとき聞きにくい発音が表れます。 [表情] 顔の表情が硬くなったり、乏しくなります。
		0	[摂食嚥下] 口から食事を摂る事はできないか困難が予想されます。鼻から管を挿入したり、胃瘻、点滴で栄養補給している可能性があります。 [話す・歌う] おしゃべりと歌うことは出来ないことがあるでしょう。皆が楽しく行っている音楽活動を聞いて頂くことはリラックスするために必要です。難聴、認知症、失語症などでこちらの問いかけや指示が理解できない可能性もあります。 [表情] 顔の表情はほとんど無いか非常に乏しくなります。

基礎編 「お口の元気度」評価法

④「プー」 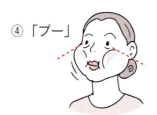 ⑤「キュー」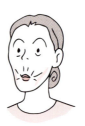

2. 頬は動くかな？ （摂食嚥下、表情、おしゃべりに関与します）

	評価方法	元気度レベル	日常生活の状態
④	頬を「プー」と膨らます	2	[摂食嚥下] 頬の筋肉が十分に働き、食物を細かく咀嚼することが可能です。 [話す・歌う] 頬は口唇と共になめらかに動き、おしゃべりと歌うことは楽しくできるでしょう。 [表情] 頬は柔軟に動き口角はニッと上がり、にこやかな表情です。
		1	[摂食嚥下] 頬の筋肉の動きが低下していたり、マヒが残っていることが予想されます。食物を取り込む、細かく噛み砕く働きが低下している可能性があります。日常生活で支障が表れることもあります。 [話す・歌う] 頬の動きは低下がみられます。おしゃべりと歌うことは聞きにくい発音が表れます。口角（口唇の隅）から息がもれるなど発音は不明瞭となることも予想されます。 [表情] 顔の表情が少し硬くなったり、左右非対称となり乏しくなることがあります。
		0	[摂食嚥下] 口から食事を摂る事はできないか困難が予想されます。鼻から管を挿入したり、胃瘻、点滴で栄養補給している可能性があります。 [話す・歌う] おしゃべりと歌うことは難しいでしょう。皆が楽しく行っている音楽活動を聞いて頂くことはリラックスするために必要です。難聴、認知症、失語症などでこちらの問いかけや指示が理解できない可能性もあります。 [表情] 顔の表情はほとんど無いか非常に乏しくなります。
⑤	頬を「キュー」と陰圧にする	2	[摂食嚥下] 頬の筋肉が十分に働き、食物を細かく咀嚼することが可能です。水分をストローで吸引することができます。 [話す・歌う] 頬は口唇と共になめらかに動き、おしゃべりと歌うことは楽しくできるでしょう。 [表情] 頬は柔軟に動き口角はニッと上がり、にこやかな表情です。
		1	[摂食嚥下] 頬の筋肉の動きが低下していたり、頬にマヒが残り筋肉を動かす力が低下している事が予想されます。食物を取り込み細かく噛み砕く働きの低下、片側の頬の内側に食べかすが残るなど口腔機能が低下している可能性があります。日常生活で支障が表れることが予想されます。特にストローで吸引する動作に支障が出てきます。 [話す・歌う] 頬の動きは軽度の低下がみられます。おしゃべりや歌うとき聞きにくい発音が表れます。

		0	[表情] 顔の表情が硬くなったり、左右非対称となり乏しくなることがあります。 [摂食嚥下] 口から食事を摂る事はできないか困難が予想されます。鼻から管を挿入したり、胃瘻、点滴で栄養補給している可能性があります。 [話す・歌う] おしゃべりと歌うことは難しいでしょう。皆が楽しく行っている音楽活動を聞いて頂くことはリラックスするために必要です。難聴、認知症、失語症などでこちらの問いかけや指示が理解できない可能性もあります。 [表情] 顔の表情はほとんど無いか非常に乏しくなります。

⑥「ベー」

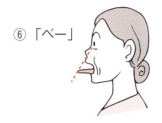

3. 舌は動くかな？ （摂食嚥下、おしゃべりに関与します）

	評価方法	元気度レベル	日常生活の状態
⑥	舌を「ベー」と前に出す	2	[摂食嚥下] 舌は前上方に伸びる、奥舌が盛り上がるなど食事動作に必要な動きに心配はありません。 [話す・歌う] 舌を上顎前歯の後方に接触させて発声する「タ・ラ行」、奥舌を盛り上げて発声する「カ行」共に出来、おしゃべりと歌うことは楽しくできるでしょう。 [表情] 表情は豊かです。
		1	[摂食嚥下] 舌の筋肉の動きは低下していたり、舌・頬・口唇にマヒが残っていることが考えられます。舌の機能低下のため食物を噛み砕く働きが十分に出来ないことがあります。日常生活で支障が表れる事も予想されます。 [話す・歌う] 舌の動きは低下がみられます。おしゃべりと歌う時聞きにくい発音が表れます。 [表情] 表情が少し硬くなったり、左右非対称となる可能性があります。
		0	[摂食嚥下] 口から食事を摂る事はできないか困難が予想されます。鼻から管を挿入したり、胃瘻、点滴で栄養補給している可能性があります。 [話す・歌う] おしゃべりと歌うことは出来ない事があるでしょう。皆が楽しく行っている音楽活動を聞いて頂くことはリラックスするために必要です。難聴、認知症。失語症などでこちらの問いかけや指示が理解できない可能性もあります。 [表情] 顔の表情はほとんど無いか非常に乏しくなります。

⑦「カツカツ」

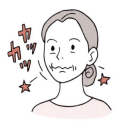

4. 噛み合わせできるかな？　（摂食咀嚼嚥下、おしゃべり、表情に関与します）

	評価方法	元気度レベル	日常生活の状態
⑦	上下顎をカツカツと噛み合わせる	2	［摂食嚥下］　口の開閉、噛み合わせが健康で硬い食物も食べることができます。 ［話す・歌う］　大きく口を開けることが可能で明瞭な発音ができます。 ［表情］　自然に笑うことも出来、表情は豊かです。
		1	［摂食嚥下］　口の開閉、噛み合わせ機能が低下している可能性があります。入れ歯の不具合、舌・頬・口唇のマヒ、筋肉を動かす力が低下しているなどいろいろな原因が考えられます。食物を十分に噛み砕く働きが低下しています。日常生活で支障が表れる事も予想されます。 ［話す・歌う］　発音は不明瞭となり会話や歌う時聞き取りにくくなることが予想されます。 ［表情］　自然に笑うことが苦手になり、表情が硬くなる可能性があります。
		0	［摂食嚥下］口から食事を摂る事はできないか困難が予想されます。鼻から管を挿入したり、胃瘻、点滴で栄養補給している可能性があります。 ［話す・歌う］　おしゃべりと歌うことは出来ない事があるでしょう。皆が楽しく行っている音楽活動を聞いて頂くことはリラックスするために必要です。難聴、認知症、失語症などでこちらの問いかけや指示が理解できない可能性もあります。 ［表情］　顔の表情はほとんど無いか非常に乏しくなります。

⑧ 楽しくおしゃべり

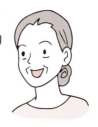

5. 楽しくおしゃべりできるかな？

	評価方法	元気度レベル	日常生活の状態
⑧	会話時の発音明瞭度を評価する	2	●口唇・頬・舌の動きがスムース、入れ歯・歯牙の健康状態が維持され、はっきりと話の内容が理解できます。皆と楽しくコミュニケーションをとることが可能です。
		1	●口唇・頬・舌の働きの低下、顎関節開閉時の痛み（顎関節症）、入れ歯のゆるみ・破損・未使用、虫歯や歯槽膿漏などの歯科疾患、口の渇き（口腔乾燥症）など口の健康状態の低下が予想されます。マヒ、筋肉量や筋力の低下（サルコペニア）などが考えられます。発音が不明瞭で話の内容を理解しにくくなります。皆とコミュニケーションをとることが難しくなる可能性があります。
		0	●口唇・頬・舌の機能不全、顎関節・入れ歯の破損や未使用・虫歯や歯槽膿漏、口の渇き（口腔乾燥症）などの歯科疾患が予想されます。発音は不明瞭かできない状態で話の内容を理解することは難しくなります。皆とコミュニケーションをとることは難しくなります。難聴、認知症、失語症などでこちらの問いかけや指示が理解できない可能性もあります。脳卒中後遺症の片マヒ、筋肉量や筋力の低下（サルコペニア）なども考えられます。

6. 早口言葉言えるかな？　（口唇、舌の巧緻性に関与します）

　口唇、舌、軟口蓋などの運動速度や巧緻性を評価する方法です。
10秒間に「パパパ…」、「タタタ…」、「カカカ…」と決まった音を連続発音してもらい、その回数を10で割り1秒間当たりの回数に換算します。（息継ぎしてもよいことを必ず検査開始に伝えてください）発音されるたびに検査者は紙にサインペンなどで点々を打って記録します。
　「パパパ…」は口唇の動き、「タタタ…」は舌の前方部分の動き、「カカカ…」は舌の後方部分の動きを評価する方法です。口唇と舌は食事・おしゃべり・歌う・表情などに関与する大切な組織です。動きの正確さを確認することは重要です。

口腔機能向上マニュアル、「口腔機能向上マニュアル」分担研究班、平成21年、厚生労働省より引用

	評価方法 （オーラルディアドコキネシス）	検査結果	判定基準（5.9回／秒）以下の成績の有無
⑨	10秒間に「パパパ…」と連続発音し測定回数を1秒間当たりに換算する	回／秒	1. あり　　2. なし
⑩	10秒間に「タタタ…」と連続発音し測定回数を1秒間当たりに換算する	回／秒	1. あり　　2. なし
⑪	10秒間に「カカカ…」と連続発音し測定回数を1秒間当たりに換算する	回／秒	1. あり　　2. なし

⑨⑩⑪のいずれかで5.9回／秒以下の成績が　　**あり　　なし**

5.9回／秒以下の成績がある場合は、口腔機能低下の疑いあり

7. 基本チェックリスト（口腔機能の評価項目のみ掲載）　介護予防の現場で多くの職種が使用しています

	質問項目	回答	得点
⑫	半年前に比べて堅いものが食べにくくなりましたか	1. はい　　0. いいえ	
⑬	お茶や汁物等でむせることがありますか	1. はい　　0. いいえ	
⑭	口の渇きが気になりますか	1. はい　　0. いいえ	

⑫⑬⑭の合計点数　　　　点　　2点以上で口腔機能低下の疑いあり

・⑫ 要介護度が重度化するにしたがって摂食嚥下機能は低下しています。多くの高齢者にとって食事に関する問題は重要です。また運動機能が低下すると食事の介護量も増えていくとの調査も見られます。最近の食事動作の変化を確認することは大切です。
・⑬ むせることは摂食嚥下機能の低下が疑われます。これは誤嚥性肺炎と低栄養の原因となる可能性があります。
・⑭ 口腔乾燥は唾液分泌の低下が原因で起こります。
・⑫⑬⑭の合計点が2点以上で口腔機能の低下が疑われます。

厚生労働省　口腔機能の向上マニュアル　植田耕一郎　平成18年　p28～30から引用

・⑫～⑭の症状に対し音楽療法を行うことで、以下の効果が期待できます。
　　1）口唇・頬・舌の働きを維持向上させる
　　2）楽しい雰囲気を感じることでリラックスし（副交感神経が優位に働き）サラサラした唾液の分泌が促進され、口の乾燥を改善できる

実践編

「歌う」口腔トレーニング

「口腔機能の変化」を活用した練習曲集

お待たせ！

　後半の「実践編」では、前述した「口腔機能の低下」の予防やリハビリに役立てていただこうと、口腔機能の維持・向上にかかわる楽曲を、具体的なトレーニング用の曲としてご紹介します。

　前半の「歌う口腔リハビリ練習曲」と「歌う口腔リハビリ歌謡曲」は、主として「歌詞」、その発音に焦点を当てました。歌詞の中にある「母音」および「パ・タ・カ」という口腔機能にかかわる特徴的な音を分析することによって、なぜこれらの発音が大切なのか、歌う時にどこに意識して、口唇・舌・上あごの変化をどう自覚すれば口腔機能の維持・向上につながるのかを紹介しました。

　後半の「歌う喉頭挙上のための練習曲」は、主に「メロディー」に焦点を当てました。これは嚥下機能の低下予防を目的とし、「のど仏」を上下に動かす練習です。

　また最後の「お口いきいき健康体操」は、フレイル予防・誤嚥予防を目的とした口腔体操です。「天使の誘惑」の曲に乗って、弾みをつけながら動かします。口唇・舌・歯・あご・のど・唾液線への刺激とトレーニングを総動員させた総合体操です。

　「継続は力」です。ささやかな口腔の変化が、10年後の全身の健康を左右することになります。楽しく毎日の習慣として継続していただければ幸いです。

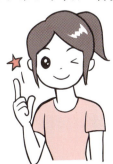

どうすれば毎日続けられるようになるか、音楽療法士の腕の見せどころです

「実践編」で焦点を当てる「口腔機能にかかわる発音」の種類―①

母音ア・イ・ウ・エ・オの
発音時の口唇・舌の形と関係性

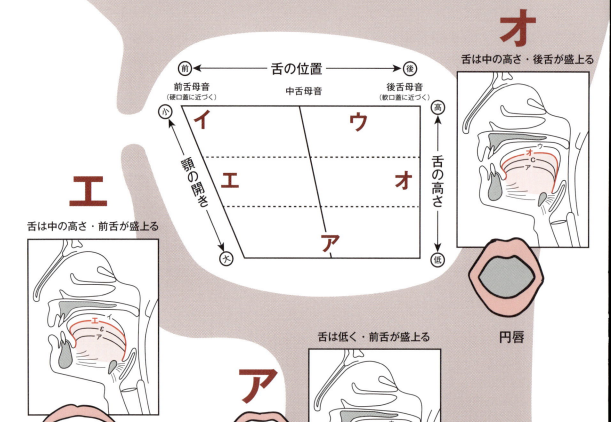

「実践編」で焦点を当てる「口腔機能にかかわる発音」の種類― ②

口唇・舌の運動機能の要
パ・タ・カの特徴

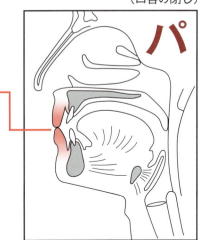
（口唇の閉じ）
パ

口唇を閉じ
勢いよく「パ・パ・パ…」と発音する

「パ」は、口唇をしっかりと閉じてから破裂させて発音します。
しっかりと閉じるには、口唇（口輪筋）の筋力が必要です。
「パ」を発音訓練することで、口唇の閉じを良くすることができます。
口に取り込んだ**食べ物が外にこぼれないのは、
口唇の閉じを維持できるからです。**

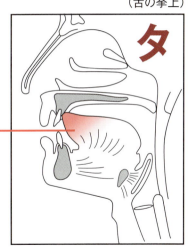
（舌の挙上）
タ

舌先を上顎の前歯裏側の歯ぐき部分と接触させ
「タ・タ・タ…」と発音する

「タ」は、舌先を上あごの前歯と歯ぐきに押しつけて発音します。
舌が上あごにくっついていることは非常に重要です。
**食べ物を噛む時、食べ物を舌の上で押しつぶす時、それらを
ゴックンと飲み込む時、**すべて舌が上あごにくっついていることが
必要です。
「タ」の発音で舌の筋力を訓練することができます。

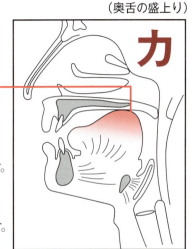
（奥舌の盛上り）
カ

盛上った舌の後方を軟口蓋と接触させ
「カ・カ・カ…」と発音する

「カ」は、舌の後方部が盛り上がって軟口蓋に接し、呼気が遮断されます。
これはのどの奥に力を入れて、のどを閉めることです。
これができて初めて、食べ物は食道へ送り込まれます。
これができないと鼻腔に水分や食べ物が漏れて、逆流していまいます。
「カ」の発音訓練は、誤嚥予防に直結しています。

各12ヵ月のグラフはこう読み取る！　発音分析は口腔機能の変化を知るため

歌うことで「口腔機能を変化」させている！
歌詞の発音に隠された有効性を可視化しました

　私がなぜ「楽曲の歌詞の分析」を行ったかについては、「基礎編」のp.45〜46に述べました。一言で言えば、音楽療法の目的や効果を他の専門職の方々に伝える際に、歌を使うことの根拠を説明しやすいからです。
「フレイル予防および認知症予防を目的とし、歌を使って口腔機能の維持・向上を行う」。
　上記の実践に対して反論する人はいないでしょうけれど、では、歌のどのような要素を、どのように用いることで目的が達せられ、効果が発揮できるのか。そう質問された場合、それに対してきちんと客観的に答えるには、言葉ないし視覚化されたデータが必要です。これからの音楽療法に携わる人には基本と言えます。

　そこで私は、日頃の音楽療法セッションで私自身が使っている楽曲の分析を試みました。どのような観点から分析し、どう表示すれば、歌の有効性を納得してもらえるかと考えた結果、歌詞の発音にともない口腔機能がどう変化し、それはどんな割合で1曲中に出現するか。その結果どのような症状に適した曲として使うのが有効と言えるかを調べました。

　「基礎編」で述べたように、口腔機能は全身の健康に影響します。口は放っておけば怠けて動かなくなり、機能が衰えます。身体にとって目的をもった軽い運動や体操が有効であるのと同じように、口腔も意識して運動させることが必要なのです。このことは口腔をささえる多くの筋肉が随意筋からできていることからも明らかで、口腔をささえる筋肉をうまく使えば使うほど口腔機能の衰えを防止することができます。
　そして口腔の運動ということを考えた時、私たちは「しゃべる」こと、言葉を表現するために口を動かすことが一番多いことに気づきます。目的を持った発音こそ、口の運動・体操なのです。
　では口腔機能を維持・向上させる口の運動となる発音は？　と問われたら、真っ先に
生命の維持に直接影響する「摂食・嚥下」にとって一番大事な口腔機能を持つ発音に注目しなければいけません。それが前ページにまとめた**5つの母音と一連の「パ」「タ」「カ」群の発音**です。これに特化することが最優先です。これを**「口唇・舌の動きにかかわる重要な発音」**と定義しました。
　以下、実践編で扱う「口腔リハビリ練習曲」と「口腔リハビリ歌謡曲」の歌詞をすべて、**5つの母音と「パ」「タ」「カ」群の発音**に分析し、次の表組に示す計算方法で結果を出しました。この方式に基づき各曲の「口唇・舌の動きにかかわる発音数と口腔機能の変化数」を算出して、

グラフ（レーダーチャート）に表示しました。

ここでは代表として「きんたろう」で説明します。

【歌詞の分割】

歌詞を音声学的単位の音節に分割します。日本語では拍（モーラ）と呼び、音のひとまとまりの単位となっています。俳句の5・7・5、短歌の5・7・5・7・7はこの数を数えたもので、日本語では重要な役割をはたしています。

ここでは拍（モーラ）をなじみやすい<u>「発音数」「口腔機能の変化数」</u>と表記します。

【発音を変化させるとは？──シフトの瞬間に口腔機能が複雑に働く】

ある発音から別の発音にシフトする際に、唇や舌が高度に複雑に動きます。つまり発音を変化させるということは、口腔機能のうちのある一つを、別の機能にシフトさせることです。

ここで単純なたとえですが、音楽の和音になぞらえてみましょう。重要な3和音として「ドミソ群」、「ドファラ群」、「シレソ群」がありますね。それぞれ「ドミソ群」はT（トニック）、「シレソ群」はD（ドミナント）、「ドファラ群」はS（サブドミナント）という機能を持っています。「シレソ群」から「ドミソ群」に移行する時は、響きの変化とともに、ドミナント機能からトニックの機能への機能変化によって音楽に変化を起こさせ、和音移行の瞬間に、音楽的な意味や内容が形作られていきます。

ことばをしゃべる時にも、「パ群の発音」⇔「タ群の発音」、「タ群の発音」⇔「カ群の発音」のように、ある発音から別の発音へとシフトする瞬間に、舌と唇で作られた高度で複雑な口腔機能が変化します。そこをクローズアップして図示したのが、このレーダーチャートです。1曲の中における「パ群」、「タ群」、「カ群」の発音数の多寡だけでなく、「パ群」⇔「タ群」、「タ群」⇔「カ群」、「カ群」⇔「パ群」という口腔機能の変化数の多寡も示した意図は、ここにあります。発音シフトの瞬間にこそ、高度な口腔機能が使われているからです。**ここに着目することにより、目的をもった口腔リハビリと口腔機能の訓練が可能になります。**

【口唇と舌の動き】

「パ行・バ行・マ行」の音は口唇を閉じ勢いよく息を吐き出すイメージで発音します。
これらをまとめてここでは「パ群」と称します。
「タ行・ダ行・ナ行・ラ行」の音は舌の尖端を上顎前歯の少し後方の口蓋（上顎の天井部分）に接触し発音します。これらをここでは「タ群」と称します。
「カ行・ガ行」の音は奥舌（舌の後方）を盛り上げながら発音します。これらを「カ群」と称します。
㋐㋑㋒㋓㋔は母音「ア・イ・ウ・エ・オ」を発音をするイメージで口唇を動かします。前ページに図示したように、口唇の形と口腔内の舌の位置（高さ）がポイントです。

実践編　練習をはじめる前に

【フレーズの長さについて】

● 12ヵ月の童謡・唱歌・替え歌の楽曲では、歌詞表記の1行を1フレーズと考えます。
● 12ヵ月の楽曲で、歌謡曲・ポップスにおける1フレーズは
　1）全音符・休符が入りメロディーが変化する
　2）歌詞の内容が変化する
　3）息つぎをする必要がある　など

「口唇・舌・口蓋の動きが休止する」部位と考え、《　》の囲みを1フレーズと考えます。

```
                                 ㋑                              ㋒
①   ③   ②         ③   ②            ②      ③   ②   ②
「ま」「さ」「か」「り」  「か」「つ」「い」「で」  「き」「ん」「た」「ろ」「う」  13（12）

                              ㋔ ㋒              ㋑
③ ① ②     ① ② ③ ②       ① ② ③      ③
「く」「ま」「に」  「ま」「た」「が」「り」  「お」「う」「ま」「の」「け」「い」「こ」  14（13）

 ㋑  ㋑  ㋑  ㋑       ㋒  ㋒  ㋒             ㋒  ㋒  ㋒  ㋒
                ②  ②              ②  ②  ②
「は」「い」「し」「い」  「ど」「う」「ど」「う」  「は」「い」「ど」「う」「ど」「う」  14（13）

 ㋑  ㋑  ㋑  ㋑       ㋒  ㋒  ㋒             ㋒  ㋒  ㋒  ㋒
                ②  ②              ②  ②  ②
「は」「い」「し」「い」  「ど」「う」「ど」「う」  「は」「い」「ど」「う」「ど」「う」  14（13）
```

	分析項目	結果
1)	総発音数	13 + 14 + 14 + 14 = 55
2)	フレーズごとの発音変化数（口腔機能の変化数）	12 + 13 + 13 + 13 = 51
3)	①パ群・②タ群・③カ群の発音数 ①パ群・②タ群・③カ群の発音比率	28 28/55 × 100 = 50.9%
4)	①パ群（口唇）の発音数 ①パ群（口唇）の発音比率	4 4/55 × 100 = 7.3%
5)	①タ群（舌の挙上）の発音数 ②タ群（舌の挙上）の発音比率	17 17/55 × 100 = 30.9%
6)	③カ群（奥舌の盛上り）の発音数 ③カ群（奥舌の盛上り）の発音比率	7 7/55 × 100 = 12.7%
7)	（口唇）⇔（舌の挙上）による口腔機能の変化数 （口腔機能の変化数に対する割合）	4 4/51 × 100 = 7.8%
8)	（舌の挙上）⇔（奥舌の盛上り）による口腔機能の変化数 （口腔機能の変化数に対する割合）	7 7/51 × 100 = 13.7%
9)	（奥舌の盛上り）⇔（口唇）による口腔機能の変化数 （口腔機能の変化数に対する割合）	1 1/51 × 100 = 2.0%
10)	母音「ア・イ・ウ・エ・オ」の発音数 （総発音比率）	19 19/55 × 100 = 34.5%

実践編 練習をはじめる前に

パ群（口唇）とは、
「パ行・バ行・マ行の発音」
タ群（舌の挙上）とは、
「タ行・ダ行・ナ行・ラ行の発音」
カ群（奥舌の盛上り）とは、
「カ行・ガ行の発音」を指します

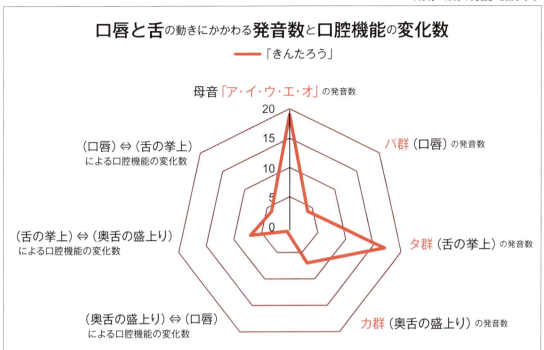

【この曲の発音がもつ口腔機能の特徴と、活用法は？】

各々の発音数と口腔機能の変化数が概観できます。

　パ群（口唇）の発音数は 4、（口唇）⇔（奥舌の盛上り）による口腔機能の変化数は 1 と少ない。これに比べて母音「ア・イ・ウ・エ・オ」の発音数は 19 と突出しています。
これにより「きんたろう」には「口唇のリハビリ効果がある」と理解できます（母音は口唇の変化と密接にかかわる）。歌やおしゃべりで音が漏れる・聞き取りにくい方、食事のとき口から食物がこぼれてしまう方などに口唇のリハビリを意図するに適した曲であると言えます。

　以上のようにグラフから読み取ることができます。

【レーダーチャートから何が読み取れるか】

1）歌詞中にどのような発音があり、口唇・舌にかかわる口腔機能にはどんなものがあり、それが歌の中でどう変化しているかがわかる。
2）それによってリハビリ効果の程度を予想することが可能となる。
3）対象者に口腔機能低下が予想される場合、どの部分を動かしてどの機能を高めてもらいたいか、選曲の目安となる。

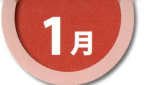

くちびるを自由に動かせるように

歌詞の発音で**母音**の5音、**パ群**（口唇）、**タ群**（舌の挙上）、**カ群**（奥舌の盛上り）に属する音を赤字で記します

「ゆき」 文部省唱歌

明治44年発刊の尋常小学校唱歌に掲載されました。以来1世紀以上にわたって愛されている冬の歌です。「雪やこんこ」とは雪の降る擬音ではなく「雪よ来う来う」と雪を歓迎し招く言葉が変化したものだそうです。2番の「犬は喜び 庭かけまわり 猫はこたつで丸くなる」の歌詞は皆に親しまれています。

「ゆ」「き」「や」「こ」「ん」「こ」　「あ」「ら」「れ」「や」「こ」「ん」「こ」

「ふ」「っ」「て」「は」「ふ」「っ」「て」「は」　「ず」「ん」「ず」「ん」「つ」「も」「る」

「や」「ま」「も」「の」「は」「ら」「も」　「わ」「た」「ぼ」「う」「し」「か」「ぶ」「り」

「か」「れ」「き」「の」「こ」「ら」「ず」　「は」「な」「が」「さ」「く」

歌うだけでなく、みんなで歌詞を朗読したり、1フレーズごと赤字を意識して音読しながらくちびると舌の動きを確認するようにしましょう

替え歌
「茨城 水戸黄門」　「ゆき」のメロディーで歌ってください

「水戸黄門」は、助さん格さんを引き連れ諸国を漫遊、事件に遭遇した各地で世直しをする物語です。テレビで昭和44年から42年間にわたって放映された国民的長寿ドラマでした。

「ワ」「ッ」「ハ」「ッ」「ハ」「ッ」「と」　「お」「お」「き」「く」　「わ」「ら」「う」

「す」「け」「さ」「ん」　「か」「く」「さ」「ん」　「お」「と」「も」「に」「つ」「れ」「て」

「い」「ん」「ろ」「う」　「み」「せ」「て」　「あ」「く」「に」「ん」「た」「い」「じ」

「み」「と」「の」　「こ」「う」「も」「ん」　「い」「ば」「ら」「き」「け」「ん」

作詞：甲谷 至　　作曲：不詳

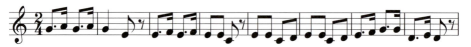

ワッハッハッと　おおきくわらう　すけさんかくさんおともにつれて

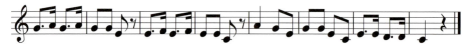

いんろうみせて　あくにんたいじ　みとのこうもんいばらきけん

実践編 1月　歌う口腔リハビリ練習曲＆歌謡曲

♪「雪やこんこ あられやこんこ」（ゆき）のメロディーで

わ
（ワッハッハッ）と 大きく 笑う
助さん 格さん お伴に 連れて
印籠 見せて 悪人退治
水戸の 黄門 茨城県

◆思い切り「ワッハッハ」と笑ってみましょう。健康に良い働きがあります。

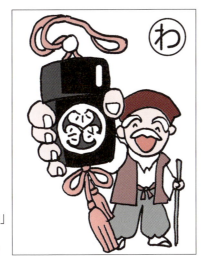

パ群（口唇）とは、
「パ行・バ行・マ行の発音」
タ群（舌の挙上）とは、
「タ行・ダ行・ナ行・ラ行の発音」
カ群（奥舌の盛上り）とは、
「カ行・ガ行の発音」を指します

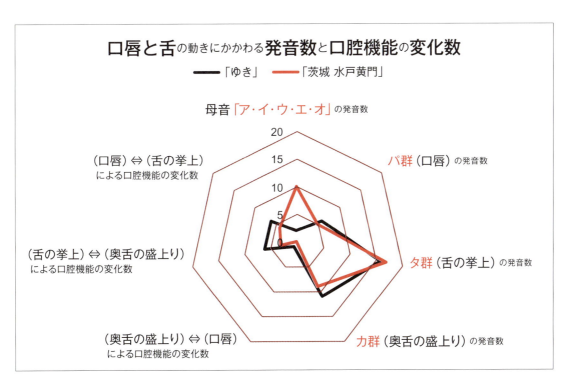

「口腔リハビリ」のポイント

●母音「ア・イ・ウ・エ・オ」の発音数は、「ゆき」が2、「茨城県・水戸黄門」は10と増加しています。（「パ群」、「タ群」、「カ群」の発音数と、発音変化による口腔機能の変化について、両曲に大きな違いはありません。）

●「水戸黄門」は、「口唇」のリハビリ効果が期待できます。歌やおしゃべりで音が漏れたり、発音が聞き取りにくい人、食事のとき食物がこぼれてしまう人などに適した曲です。また、口唇の筋肉量と筋力が低下し、口の周囲にしわが目立つような人に有効な曲でしょう。

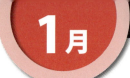

1月 咬合力低下（p.51）のリハビリ練習曲

せつない片想いが、噛み合わせ力を改善

歌詞の発音で**母音**の5音、**バ群**（口唇）、**夕群**（舌の挙上）、**カ群**（奥舌の盛上り）に属する音を赤字で記します

「アンコ椿は恋の花」

作詞：星野哲郎　作曲：市川昭介　唄：都はるみ

1964年（昭和39年）に発売されミリオンセラーとなった都はるみの出世曲で、「うなり節」と呼ばれる力強い歌い方が有名です。

第6回日本レコード大賞新人賞を受賞しました。伊豆大島を舞台にした曲で波浮港が登場します。アンコとは伊豆大島の言葉で目上の女性を表します。翌年には同名の映画も公開されました。

《「み」「っ」「か」「お」「く」「れ」「の」》　《「た」「よ」「り」「を」「の」「せ」「て」》
《「ふ」「ね」「が」「ゆ」「く」「ゆ」「く」》　《「は」「ぶ」「み」「な」「と」》
《「い」「く」「ら」「す」「き」「で」「も」》　《「あ」「な」「た」「は」「と」「お」「い」》
《「な」「み」「の」「か」「な」「た」「へ」「い」「っ」「た」「き」「り」》
《「ア」「ン」「コ」「だ」「よ」「り」「は」》　《「ア」「ン」「コ」「だ」「よ」「り」「は」》
《「あ」「ー」「あ」「ー」》　《「か」「た」「だ」「よ」「り」》

三日おくれの　便りをのせて
船が行く行く　波浮港
いくら好きでも　あなたは遠い
波の彼方へ　去ったきり
あんこ便りは　あんこ便りは
ああ　片便り

バ群（口唇）とは、
「バ行・パ行・マ行の発音」
夕群（舌の挙上）とは、
「タ行・ダ行・ナ行・ラ行の発音」
カ群（奥舌の盛上り）とは、
「カ行・ガ行の発音」を指します

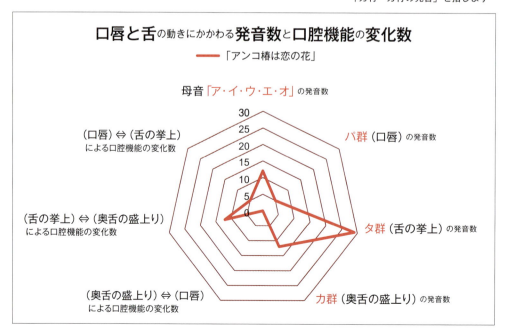

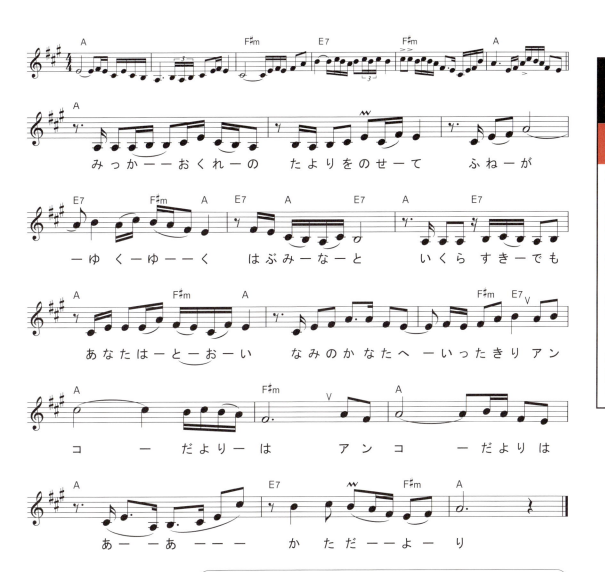

年をとると、いつのまにか口を自由に大きく開けたり閉じたりができにくくなってきます。開閉はスムーズな噛み合わせに必要です。
「アンコ椿」に出てくる「アー」を、なめらかに歌えるようにしていくと、同時に噛み合わせの具合も改善されるでしょう。

「口腔リハビリ」のポイント

- 「タ群」の発音数が29、「カ群」の発音数が12あり、（舌の挙上）⇔（奥舌の盛上り）による舌を前後に動かす運動が多く含まれ、舌のリハビリに適しています。
- 「ア・イ・ウ・エ・オ」の母音発音数も12と多く、口唇の動きを意識しながら歌ってください。
- 「アンコ」と「アーアー」の「ア」は、口を意識して大きく開けることが必要です。口の開閉動作のリハビリに効果大です。「口腔機能低下症」の中の「咬合力低下」（噛み合わせ力の低下）に該当する方のリハビリ曲として使えます。

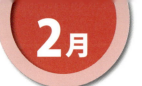

舌の力を回復させよう

歌詞の発音で**母音**の5音、**パ群**（口唇）、**タ群**（舌の挙上）、**カ群**（奥舌の盛上り）に属する音を赤字で記します

「富士山」　作詞：巌谷小波　作曲：不詳

明治43年発刊の尋常小学読本唱歌に掲載されました。「ふじの山」・「富士山」と2通りのタイトルがあります。日本一の富士山の姿が歌われています。現在山梨県の私鉄駅の発車メロディーにも使われています。

「あ」「た」「ま」「を」　「く」「も」「の」　「う」「え」「に」「だ」「し」

「し」「ほ」「う」「の」　「や」「ま」「を」　「み」「お」「ろ」「し」「て」

「か」「み」「な」「り」「さ」「ま」「を」　「し」「た」「に」「き」「く」

「ふ」「じ」「は」　「に」「っ」「ぽ」「ん」「い」「ち」「の」「や」「ま」

参加者の方々の口元を観察し、発音に耳を澄ませましょう。
くちびるはちゃんと閉じたり開いたりしていますか？
「あーたーを」の「た」は、はっきり聞こえてきますか？

替え歌
「北海道 札幌雪まつり」　「富士山」のメロディーで歌ってください

毎年2月に開催される雪の祭典です。大きな雪像が作られ国内外から多くの観光客が集まります。

「ゆ」「き」「で」「み」「ん」「な」　「で」「き」「て」「い」「る」

「い」「ろ」「ん」「な」「せ」「つ」「ぞ」「う」　「り」「っ」「ぱ」「だ」「ね」

「お」「し」「ろ」「や」「だ」「い」「ぶ」「つ」　「キャ」「ラ」「ク」「タ」「ー」

「そ」「の」「な」「は」　「さ」「っ」「ぽ」「ろ」　「ゆ」「き」「ま」「つ」「り」

作詞：甲谷 至　作曲：不詳

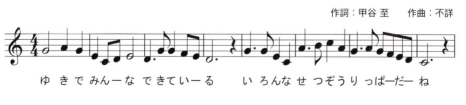

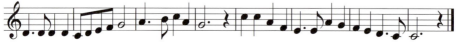

実践編 2月 歌う口腔リハビリ練習曲＆歌謡曲

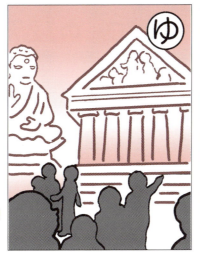

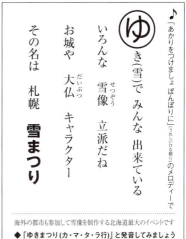

♪「あかりをつけましょぼんぼりに」(うれしいひな祭り)のメロディーで

ゆき(雪で みんな 出来ている
いろんな 雪像 立派だね
お城や 大仏 キャラクター
その名は 札幌 雪まつり

海外の都市も参加して雪像を制作する北海道最大のイベントです

◆「ゆきまつり(カ・マ・タ・ラ行)」と発音してみましょう

パ群（口唇）とは、
「パ行・バ行・マ行の発音」
タ群（舌の挙上）とは、
「タ行・ダ行・ナ行・ラ行の発音」
カ群（奥舌の盛上り）とは、
「カ行・ガ行の発音」を指します

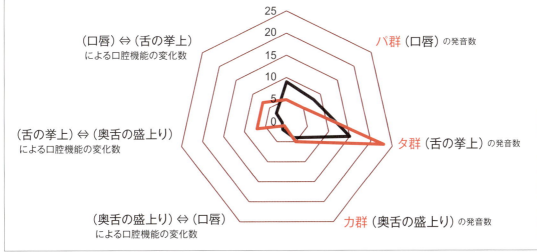

「口腔リハビリ」のポイント

- ●「富士山」は、母音「ア・イ・ウ・エ・オ」の発音数が９と多めです。口唇にシワの目立つ方、口角が下がり気味の方のリハビリに有効と思います。
- ●「札幌雪まつり」は、「パ群」⇔「タ群」と「タ群」⇔「カ群」による口腔機能の変化は７回あり、口唇・舌の前後運動が豊富です。「口腔機能低下症」の７つの診断項目(← p.47)の中の「舌・口唇運動機能低下」や「低舌圧」の症状の訓練として有効です。
- ●口腔機能低下症の疑いのある参加者がいる可能性は高いです。シンプルな童謡唱歌でも口腔機能に注意しながら歌うことで、これらの症状の予防につながります。

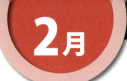

2月 低舌圧 (p.53) のリハビリ練習曲

アスリートのパワーの秘密は口にあった

歌詞の発音で母音の5音、パ群（口唇）、夕群（舌の挙上）、力群（奥舌の盛上り）に属する音を赤字で記します

「虹と雪のバラード」

作詞：河邨文一郎　作曲：村井邦彦　唄：トワ・エ・モア

1972年（昭和47年）2月に開催された第11回冬期札幌オリンピックのテーマソングです。今でも札幌を代表する曲として歌いつがれています。作詞の河邨文一郎は札幌医科大学の整形外科医でした。
札幌五輪では、スキージャンプ70m級で1位笠谷幸生、2位金野昭次、3位青地清二と「日の丸飛行隊」と呼ばれた3人が表彰台に上がりました。またフィギアスケート女子ではアメリカのジャネット・リンの活躍が人気を集めました。

《「に」「じ」「の」「ち」「へ」「い」「を」》　《「あ」「ゆ」「み」「で」「て」》
《「か」「げ」「た」「ち」「が」「ち」「か」「づ」「く」》《「て」「を」「と」「り」「あ」「っ」「て」》
《「ま」「ち」「が」「で」「き」「る」》　《「う」「つ」「く」「し」「い」「ま」「ち」「が」》
《「あ」「ふ」「れ」「る」「は」「た」「さ」「け」「び」》　《「そ」「し」「て」「う」「た」》
《「ぼ」「く」「ら」「は」「よ」「ぶ」》　《「あ」「ふ」「れ」「る」「ゆ」「め」「に」》
《「あ」「の」「ほ」「し」「た」「ち」「の」》　《「あ」「い」「だ」「に」》
《「ね」「む」「っ」「て」「い」「る」》　《「き」「た」「の」「そ」「ら」「に」》
《「き」「み」「の」「な」「を」「よ」「ぶ」》　《「オ」「リ」「ン」「ピ」「ッ」「ク」「と」》

　　虹の地平を　歩み出て　　　　　　　ぼくらは呼ぶ　あふれる夢に
　　影たちが近づく　手をとりあって　　あの星たちの　あいだに
　　町ができる　美しい町が　　　　　　眠っている　北の空に
　　あふれる旗　叫び　そして唄　↗　　きみの名を呼ぶ　オリンピックと

口唇と舌の動きにかかわる発音数と口腔機能の変化数

―― 「虹と雪のバラード」

パ群（口唇）とは、「パ行・バ行・マ行の発音」
夕群（舌の挙上）とは、「タ行・ダ行・ナ行・ラ行の発音」
力群（奥舌の盛上り）とは、「カ行・ガ行の発音」を指します

（レーダーチャート：母音「ア・イ・ウ・エ・オ」の発音数、パ群（口唇）の発音数、夕群（舌の挙上）の発音数、力群（奥舌の盛上り）の発音数、（奥舌の盛上り）⇔（口唇）による口腔機能の変化数、（舌の挙上）⇔（奥舌の盛上り）による口腔機能の変化数、（口唇）⇔（舌の挙上）による口腔機能の変化数。目盛 0, 10, 20, 30, 40, 50）

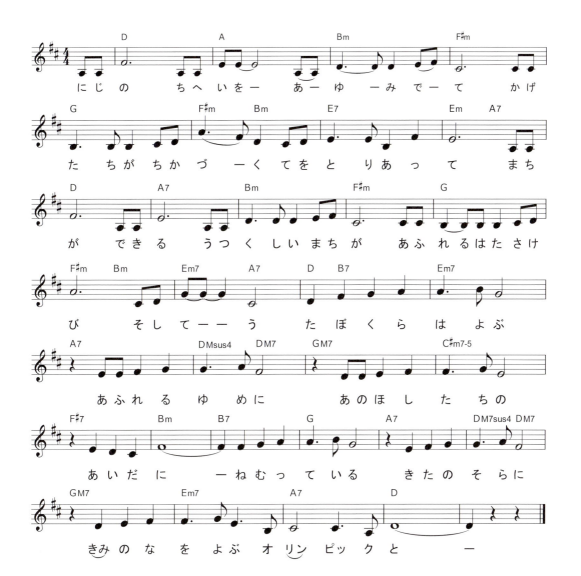

壮大なイメージの歌詞と美しいメロディーからなる名曲ですが、歌詞には「パ・タ・カ・ラ行」の発音が多く含まれ、舌の力を回復させるのに適しています。
朗読しても歌っても、高い訓練効果が望めます。

「口腔リハビリ」のポイント

- 「パ群」「タ群」「カ群」の発音数が全発音数の 67.9％ で、口唇と舌を動かす歌詞が多く含まれています。特に「タ群」の発音数は 47、「カ群」の発音数は 14 で、舌を前後に動かす運動が多く含まれ、舌のリハビリには適しています。2フレーズ目の「かげたちがちかづく」は、休みなく舌の前後運動が求められます。「口腔機能低下症」の中の「低舌圧」のリハビリ曲として使えるでしょう。
- 最後のフレーズの「オリンピック」の歌詞は1音1音舌の動きを確認しながら歌って下さい。

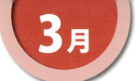

舌の前後運動でさわやかな声を

歌詞の発音で**母音**の5音、**パ群**（口唇）、**タ群**（舌の挙上）、**カ群**（奥舌の盛上り）に属する音を赤字で記します

「うれしいひな祭り」　　作詞：サトウハチロー　　作曲：河村光陽

ひな祭りを歌った歌はたくさんありますが、誰でも歌える歌と言えばこれしかありません。
昭和10年の作品。詩人サトウハチローの詩に河村光陽が曲をつけました。ハチローが長女にひな人形を買い、子供のうれしそうな表情を見て作ったと言われています。

「あ」「か」「り」「を」　　「つ」「け」「ま」「しょ」　　「ほ」「ん」「ぼ」「り」「に」

「お」「は」「な」「を」　　「あ」「げ」「ま」「しょ」　　「も」「も」「の」「は」「な」

「ご」「に」「ん」「ば」「や」「し」「の」　　「ふ」「え」「た」「い」「こ」

「きょ」「う」「は」　　「た」「の」「し」「い」　　「ひ」「な」「ま」「つ」「り」

歌い出しの発音に注意してみましょう。「あかりを〜」で「あ」と発音したつもりが「え」のように聞こえてきませんか？
「ポックリげた」と「きれいなかんざし」で、舌を前後に動かします

替え歌

「京都 舞妓さん」　　「うれしいひな祭り」のメロディーで歌ってください

だらりと下がった帯、ぽっくり下駄、四季の花をあしらったかんざしを髪に挿した京都の舞妓さん。
その可愛らしさは、日本人だけでなく、海外から京都を訪れた人たちにも大人気です。

「だ」「ら」「り」「と」　「さ」「が」「っ」「た」　「お」「び」「し」「め」「て」

「ポ」「ッ」「ク」「リ」「げ」「た」「で」　「あ」「る」「い」「て」「る」

「き」「れ」「い」「な」　「か」「ん」「ざ」「し」　「ゆ」「ら」「ゆ」「ら」「と」

「きょ」「う」「と」「の」　「ま」「い」「こ」「は」　「に」「ん」「き」「も」「の」

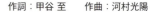
作詞：甲谷 至　　作曲：河村光陽

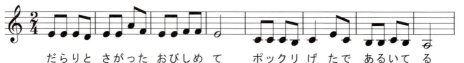

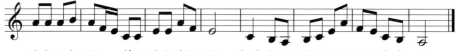

実践編 3月 歌う口腔リハビリ練習曲＆歌謡曲

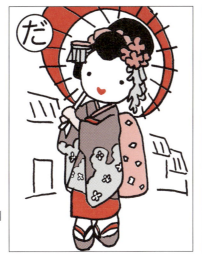

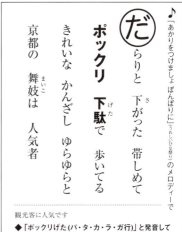

♪「あかりをつけましょぼんぼりに」「うれしいひな祭り」のメロディーで

だらりと　下がった　帯しめて
ポックリ　下駄（げた）で　歩いてる
きれいな　かんざし　ゆらゆらと
京都の　舞妓（まいこ）は　人気者

観光客に人気です

◆「ポックリげた（パ・タ・カ・ラ・ガ行）」と発音してみましょう

パ群（口唇）とは、
「パ行・バ行・マ行の発音」
タ群（舌の挙上）とは、
「タ行・ダ行・ナ行・ラ行の発音」
カ群（奥舌の盛上り）とは、
「カ行・ガ行の発音」を指します

口唇と舌の動きにかかわる発音数と口腔機能の変化数

― 「うれしいひな祭り」　― 「京都　舞妓さん」

（レーダーチャート：母音「ア・イ・ウ・エ・オ」の発音数、パ群（口唇）の発音数、タ群（舌の挙上）の発音数、カ群（奥舌の盛上り）の発音数、（奥舌の盛上り）⇔（口唇）による口腔機能の変化数、（舌の挙上）⇔（奥舌の盛上り）による口腔機能の変化数、（口唇）⇔（舌の挙上）による口腔機能の変化数）

「口腔リハビリ」のポイント

- **「うれしいひな祭り」** の1、2フレーズ目は母音の「あ」・「お」から、3、4フレーズ目は「カ群」の「ご」・「きょ」から始まります。この場合、歌い始めの発音が不明瞭となりがちです。母音は口唇を、「カ群」は奥舌の盛上りをしっかり意識して歌ってください。「あ」と「え」の発音（← p.68）はあいまいになりがちなので、そのような方に歌っていただきたいです。
- **「京都・舞妓さん」** は、「タ群」の発音数が23と増加しています。また、「タ群」⇔「カ群」による口腔機能の変化は7と増加していることから、舌を前後に動かすリハビリとして活用できます。「口腔機能低下症」の7つの診断項目の中で、「舌・口唇運動機能低下」と「低舌圧」の症状が疑われる方におすすめできる歌です。
- 子供の頃から慣れ親しんだ童謡でも、口腔機能を意識して歌うことで、リハビリ効果が得られます。

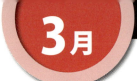

咀嚼機能低下（p.54）のリハビリ練習曲

咀嚼機能を高めて裕次郎

歌詞の発音で母音の5音、パ群（口唇）、夕群（舌の挙上）、力群（奥舌の盛り上り）に属する音を赤字で記します

「赤いハンカチ」　作詞：荻原四朗　作曲：上原賢六　唄：石原裕次郎

1962年（昭和37年）に発売された大ヒット曲で、石原裕次郎の甘い歌声が思い出されます。
2年後に同名の映画も公開されました。裕次郎が主演、共演は浅丘ルリ子、二谷英明、笹森礼子、
芦田伸介、金子信雄という伝説的な顔ぶれで、日活ムード・アクション映画の代表作と言われています。

《「ア」「カ」「シ」「ヤ」「の」》 《「は」「な」「の」「し」「た」「で」》

《「あ」「の」「こ」「が」「そ」「っ」「と」「ま」「ぶ」「た」「を」「ふ」「い」「た」》

《「あ」「か」「い」「ハ」「ン」「カ」「チ」「よ」》

《「う」「ら」「み」「に」「ぬ」「れ」「た」》 《「め」「が」「し」「ら」「に」》

《「そ」「れ」「で」「も」「な」「み」「だ」「は」》 《「こ」「ぼ」「れ」「て」「お」「ち」「た」》

　　アカシアの　花の下で
　　あの娘（こ）がそっと　瞼を拭いた
　　赤いハンカチよ
　　怨みに濡れた　目がしらに
　　それでも涙は　こぼれて落ちた

パ群（口唇）とは、
「バ行・パ行・マ行の発音」
夕群（舌の挙上）とは、
「タ行・ダ行・ナ行・ラ行の発音」
力群（奥舌の盛上り）とは、
「カ行・ガ行の発音」を指します

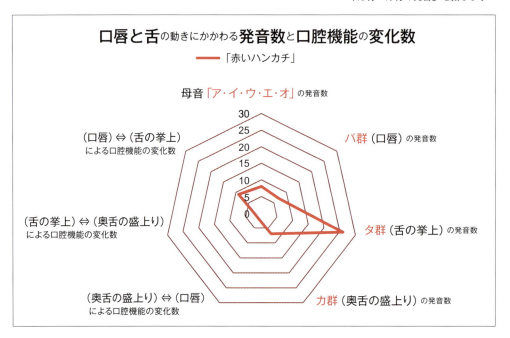

口唇と舌の動きにかかわる発音数と口腔機能の変化数

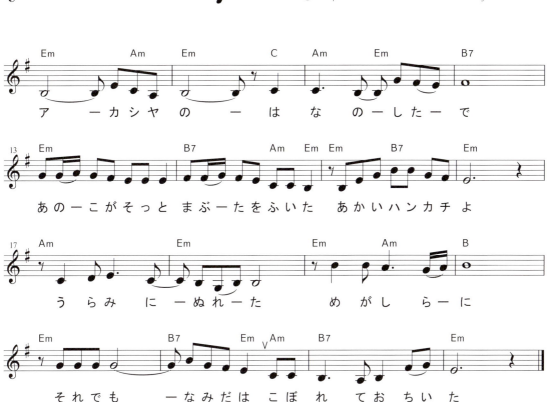

 切れ味の良いアクションに対して、この主題曲はムーディーな甘さが漂う歌詞ですが、歌詞の発音から見る口腔機能は舌の前後運動よりは、口の開閉運動に見るべきものがあります

「口腔リハビリ」のポイント

● 舌の挙上「夕群」の発音数は 26、奥舌の盛上り「カ群」の発音数は 7 です。しかし「夕群」と「カ群」の連続発音が少ないため、（舌の挙上）⇔（奥舌の盛上り）の機能変化数は 2 と少なめで、舌の前後運動はあまり見られません。

● 「あかい」、「アカシヤ」など「ア」の母音発音が見られます。これが口の開閉運動につながります。「口腔機能低下症」の中の「咀嚼機能低下」（上下の歯で食物をモグモグと噛み砕く機能の低下）のリハビリ曲として使えるでしょう。

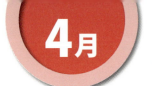

くちびるを使って母音を美しく

歌詞の発音で**母音**の5音、**パ群**（口唇）、**タ群**（舌の挙上）、**カ群**（奥舌の盛上り）に属する音を赤字で記します

「春の小川」　　作詞：高野辰之　　作曲：岡野貞一

大正元年に尋常小学唱歌として掲載され、その後昭和17年に現在の口語体の歌詞に変わりました。
東京の明治神宮周辺の小川の流れを歌ったものと言われています。

「は」「る」「の」「お」「が」「わ」「は」　「さ」「ら」「さ」「ら」「い」「く」「よ」
「き」「し」「の」「す」「み」「れ」「や」　「れ」「ん」「げ」「の」「は」「な」「に」
「す」「が」「た」「や」「さ」「し」「く」　「い」「ろ」「う」「つ」「く」「し」「く」
「さ」「い」「て」「い」「る」「ね」「と」　「さ」「さ」「や」「き」「な」「が」「ら」

参加者の方で多いのが、くちびるがきちんと閉じないで常に少し開いたままになっている場合です。
歌を使って口の筋力を回復させましょう

替え歌

「長野　軽井沢」　「春の小川」のメロディーで歌ってください

軽井沢は避暑地として有名です。美味しい空気を感じながら昼寝するのは気持ち良いでしょう。

「ぐ」「っ」「す」「り」「ひ」「る」「ね」「は」　「き」「も」「ち」「が」「い」「い」「ね」
「ハ」「ン」「モ」「ッ」「ク」「ゆ」「ら」「ゆ」「ら」　「ウ」「ト」「ウ」「ト」「す」「る」「よ」
「み」「ど」「り」「の」「そ」「よ」「か」「ぜ」　「や」「さ」「し」「く」「う」「た」「う」
「な」「が」「の」「の」「ひ」「しょ」「ち」「は」　「か」「る」「い」「ざ」「わ」「だ」

作詞：甲谷 至　　作曲：岡野貞一

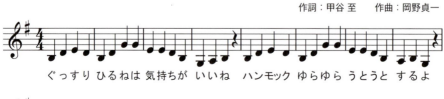
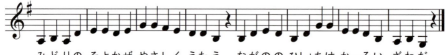

実践編 4月 歌う口腔リハビリ練習曲＆歌謡曲

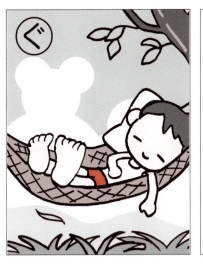

♪「春の小川は　さらさら行くよ」のメロディーで

ぐっすり　昼寝は　気持ちが　いいね
ハンモック　ゆらゆら　ウトウトするよ
緑の　そよ風　やさしく　歌う
長野の　避暑地は　軽井沢だ

軽井沢の松並木は癒されます
◆「ハンモック（マ・カ行）」と発音してみましょう

パ群（口唇）とは、
「パ行・バ行・マ行の発音」
夕群（舌の挙上）とは、
「タ行・ダ行・ナ行・ラ行の発音」
カ群（奥舌の盛上り）とは、
「カ行・ガ行の発音」を指します

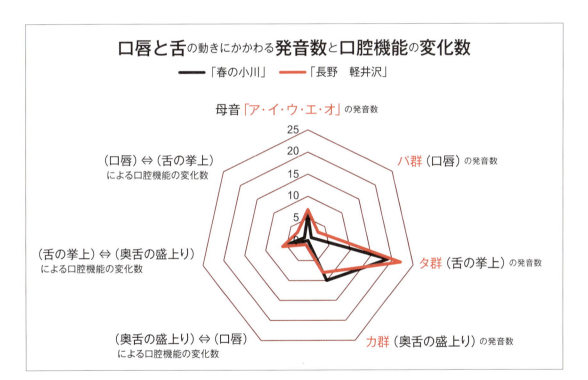

「口腔リハビリ」のポイント

- **春の小川**は、比較的歌いやすい曲です。3フレーズ目「いろうつくしく」の「イ」と「ウ」、4フレーズ目の「さいているねと」の「イ」の母音が重要です。「イ」は口唇をグッと横に引くイメージで、「ウ」は口唇をウッと尖らすイメージを意識しながら歌ってください。
- **長野 軽井沢**は、軽井沢の美味しい空気を体じゅうに浴びているイメージで歌ってください。1フレーズ目の「いいね」の「イ」、2フレーズ目の「ウトウト」の「ウ」、3フレーズ目の「うたう」の「ウ」が重要です。
- 両曲に、「発音数」「口腔機能の変化」に大きな違いはありませんが、効果的な母音発音が見られます。口唇が完全に閉まらず常にほんの少し開いてしまう方に歌っていただきたいです。

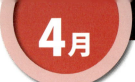

4月 口腔乾燥（p.50）のリハビリ練習曲

いつでも夢を　口に潤いを

歌詞の発音で母音の5音、パ群（口唇）、タ群（舌の挙上）、カ群（奥舌の盛上り）に属する音を赤字で記します

「いつでも夢を」
作詞：佐伯孝夫　作曲：吉田正　唄：橋幸夫　吉永小百合

1962年（昭和37年）に発売されたデュエット曲。人気者だった当時19歳の橋幸夫と17歳の吉永小百合が歌って大ヒット。第4回レコード大賞を受賞し、翌年には同じタイトルで映画化もされました。日本の高度成長期を代表する名曲として、今も歌い継がれています。

《「ほ」「し」「よ」「り」「ひ」「そ」「か」「に」》　《「あ」「め」「よ」「り」「や」「さ」「し」「く」》
《「あ」「の」「こ」「は」「い」「つ」「も」》　《「う」「た」「っ」「て」「る」》
《「こ」「え」「が」「き」「こ」「え」「る」》　《「さ」「び」「し」「い」「む」「ね」「に」》
《「な」「み」「だ」「に」「ぬ」「れ」「た」》　《「こ」「の」「む」「ね」「に」》
《「い」「っ」「て」「い」「る」「い」「る」》　《「お」「も」「ち」「な」「さ」「い」「な」》
《「い」「つ」「で」「も」「ゆ」「め」「を」》　《「い」「つ」「で」「も」「ゆ」「め」「を」》

1・2行目を繰り返す

《「ほ」「し」「よ」「り」「ひ」「そ」「か」「に」》　《「あ」「め」「よ」「り」「や」「さ」「し」「く」》
《「あ」「の」「こ」「は」「い」「つ」「も」》　《「う」「た」「っ」「て」「る」》

星よりひそかに　雨よりやさしく　　　　言っているいる　お持ちなさいな
あの娘(こ)はいつも　歌ってる　　　　　いつでも夢を　いつでも夢を
声が聞こえる　淋しい胸に　　　　　　　星よりひそかに　雨よりやさしく
涙に濡れた　この胸に　　↗　　　　　　あの娘はいつも　歌ってる

口唇と舌の動きにかかわる発音数と口腔機能の変化数

―― 「いつでも夢を」

パ群（口唇）とは、「バ行・パ行・マ行の発音」
タ群（舌の挙上）とは、「タ行・ダ行・ナ行・ラ行の発音」
カ群（奥舌の盛上り）とは、「カ行・ガ行の発音」を指します

（レーダーチャート：母音「ア・イ・ウ・エ・オ」の発音数、パ群（口唇）の発音数、タ群（舌の挙上）の発音数、カ群（奥舌の盛上り）の発音数、（奥舌の盛上り）⇔（口唇）による口腔機能の変化数、（舌の挙上）⇔（奥舌の盛上り）による口腔機能の変化数、（口唇）⇔（舌の挙上）による口腔機能の変化数）

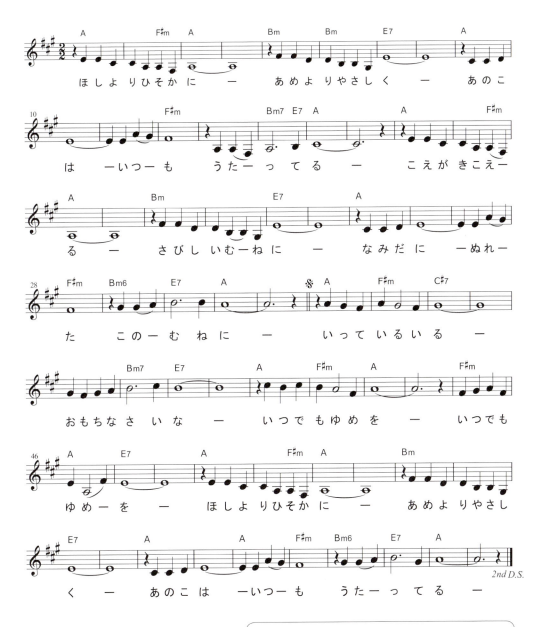

 10代に戻った気持ちになって、この歌詞を男女で交互に、次に一緒に朗読したり、歌ってみましょうか。きれいな発音をしたくなりますよね。

「口腔リハビリ」のポイント

- 舌の挙上⇔奥舌の盛上りの機能変化数が5、口唇⇔奥舌の盛上りの機能変化数が0ですが、これは同じ舌の動きが連続して発声される言葉が多いことを意味します。例えば「うたってる」は舌の挙上の連続、「こえがきこえる」は奥舌の盛上りの連続、「なみだにぬれた」は舌の挙上の連続が見られます。口の動きが低下している方でも歌えてしまいます。しかし皆で楽しく歌うことは、唾液分泌につながり、この曲を使う意義はあります。
- 「口腔機能低下症」の中の「口腔乾燥」のリハビリ曲として使えるでしょう。

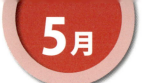

舌とくちびるをまんべんなく使う

歌詞の発音で**母音**の5音、**パ群**（口唇）、**タ群**（舌の挙上）、**カ群**（奥舌の盛上り）に属する音を赤字で記します

「茶摘み」　文部省唱歌

明治45年の尋常小学唱歌で採用されました。京都宇治田原町に伝わる「茶摘み歌」を元に作られたそうです。かすりの着物にあかねだすき、明るく響く声、新芽の深い緑。茶摘みの光景は、日本の原風景を感じさせます。

「な」「つ」「も」「ち」「か」「づ」「く」　　「は」「ち」「じゅ」「う」「は」「ち」「や」
「の」「に」「も」「や」「ま」「に」「も」　　「わ」「か」「ば」「が」「し」「げ」「る」
「あ」「れ」「に」「み」「え」「る」「は」　　「ちゃ」「つ」「み」「じゃ」「な」「い」「か」
「あ」「か」「ね」「だ」「す」「き」「に」　　「す」「げ」「の」「か」「さ」

「タ」の発音数が多い曲です。
また舌を前後に動かす運動がたくさん出てくる歌です。

替え歌
「静岡　日本茶」　「茶摘み」のメロディーで歌ってください

日本茶の約40％を生産している静岡茶、その味と香りを感じてください。

「お」「ちゃ」「の」「さ」「ん」「ち」「が」　　「か」「ず」「あ」「る」「な」「か」「で」
「い」「ろ」「と」「か」「お」「り」「が」　　「に」「ん」「き」「の」「お」「ちゃ」「は」
「ふ」「じ」「と」「す」「る」「が」「の」　　「め」「ぐ」「み」「を」「う」「け」「る」
「み」「な」「に」「の」「ま」「れ」「る」　　「し」「ず」「お」「か」「ちゃ」

作詞：甲谷 至　　作曲：不詳

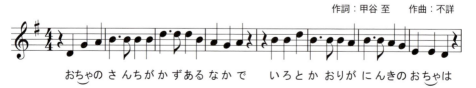
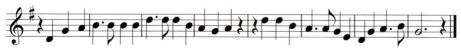

実践編 5月 歌う口腔リハビリ練習曲＆歌謡曲

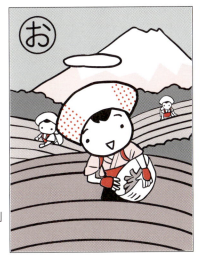

♪「夏も近づく八十八夜…」（茶摘み）のメロディーで

お
お茶の産地が　数ある中で
色と香りが　人気のお茶は
富士と駿河の　恵みを受ける
みなに飲まれる　静岡茶

◆「お茶は静岡茶（カ行、タ行）」と発音してみましょう

パ群（口唇）とは、
「パ行・バ行・マ行の発音」
タ群（舌の挙上）とは、
「タ行・ダ行・ナ行・ラ行の発音」
カ群（奥舌の盛上り）とは、
「カ行・ガ行の発音」を指します

口唇と舌の動きにかかわる発音数と口腔機能の変化数

──「茶摘み」　──「静岡　日本茶」

（レーダーチャート：母音「ア・イ・ウ・エ・オ」の発音数、パ群（口唇）の発音数、タ群（舌の挙上）の発音数、カ群（奥舌の盛上り）の発音数、（奥舌の盛上り）⇔（口唇）による口腔機能の変化数、（舌の挙上）⇔（奥舌の盛上り）による口腔機能の変化数、（口唇）⇔（舌の挙上）による口腔機能の変化数）

「口腔リハビリ」のポイント

● **茶摘み** は、「タ群」の発音数が20と多発します。「タ群」⇔「カ群」による口腔機能の変化も8と多いレベルです。「なつもちかづく」の発音は舌の前後運動の繰り返しです。
「口腔機能低下症」の診断項目では、「舌・口唇運動機能低下」、「低舌圧」、「嚥下機能低下」の症状の疑いのある方に適した曲です。

● **静岡　日本茶** は「茶摘み」に比べ、「パ群」の発音数は7→4、「パ群」⇔「タ群」による口腔機能の変化は7→4と減少していますが、逆に「タ群」の発音数は20→22、「タ群」⇔「カ群」による口腔機能の変化は8→11と増加しています。また、「おちゃ」・「いろ」・「しずおか」など母音の発音が増加しています。
「口腔機能低下症」の中の、「口腔不潔」、「口腔乾燥」の症状が疑われる方に適した曲です。

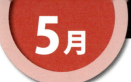

舌・口唇運動機能低下 (p.52) のリハビリ練習曲

まっかなバラに隠されたリハビリ機能

歌詞の発音で**母音**の5音、**パ群**（口唇）、**タ群**（舌の挙上）、**カ群**（奥舌の盛上り）に属する音を赤字で記します

「バラが咲いた」 作詞・作曲：浜口庫之助　唄：マイク眞木

1966年（昭和41年）に発売、「日本のモダンフォークが生まれた」と当時紹介され、多くの人に歌われました。
この曲のヒットにより日本のフォークソングブームが広がりました。

《「バ」「ラ」「が」「さ」「い」「た」 「バ」「ラ」「が」「さ」「い」「た」 「ま」「っ」「か」「な」「バ」「ラ」「が」》
《「さ」「び」「し」「か」「っ」「た」 「ぼ」「く」「の」「に」「わ」「に」 「バ」「ラ」「が」「さ」「い」「た」》
《「た」「っ」「た」「ひ」「と」「つ」 「さ」「い」「た」「バ」「ラ」 「ち」「い」「さ」「な」「バ」「ラ」「で」》
《「さ」「び」「し」「か」「っ」「た」 「ぼ」「く」「の」「に」「わ」「が」 「あ」「か」「る」「く」「な」「っ」「た」》
《「バ」「ラ」「よ」「バ」「ラ」「よ」》　《「ち」「い」「さ」「な」「バ」「ラ」》
《「そ」「の」「ま」「ま」「で」》　《「そ」「こ」「に」「さ」「い」「て」「て」「お」「く」「れ」》

《「バ」「ラ」「が」「さ」「い」「た」 「バ」「ラ」「が」「さ」「い」「た」 「ま」「っ」「か」「な」「バ」「ラ」「が」》
《「さ」「び」「し」「か」「っ」「た」 「ぼ」「く」「の」「に」「わ」「に」 「バ」「ラ」「が」「さ」「い」「た」》

バラが咲いた　バラが咲いた　真赤なバラが
淋しかった　ぼくの庭に　バラが咲いた
たったひとつ　咲いたバラ　小さなバラで
淋しかった　ぼくの庭が　明るくなった　↗

バラよ　バラよ　小さなバラ
そのままで　そこに咲いてておくれ
バラが咲いた　バラが咲いた　真赤なバラが
淋しかった　ぼくの庭に　バラが咲いた

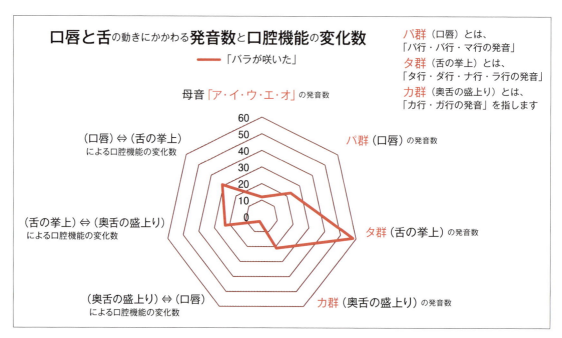

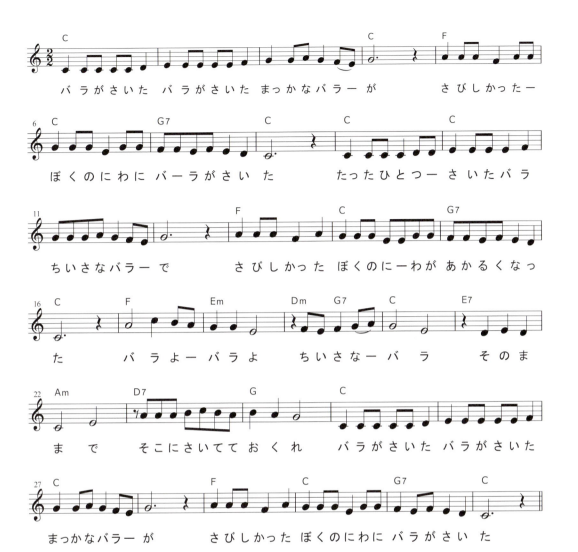

約50年前の曲ですが、今も愛唱されています。メロディーや歌詞はシンプルですが、たくさんのリハビリ効果があります。咲いた小さなバラと言うだけで、大きなリハビリが隠されているのですね。

「口腔リハビリ」のポイント

- 「バ群」、「タ群」、「カ群」の「パタカラ音」の発音数が多く、口唇と舌を動かす歌詞が非常に多く含まれます。
- 1フレーズ目の「バ」「ラ」「が」は、「バ（バ群）」で口唇を閉じ勢いよく息を吐き出すイメージで発音 「ラ（タ群）」で舌の尖端を上顎前歯の少し後方の口蓋（上顎の天井部分）に接触し発音、「が（カ群）」で奥舌（舌の後方）を盛り上げながら発音するように、3種類の口腔機能の連携が見られます。
- 「まっかなバラが」では、「バ群」「タ群」「カ群」の反復動作が続きます。舌の動きは、「カ群」→「タ群」（舌を後ろから前に出す）より、「タ群」→「カ群」（舌を前から後ろへ移動する）のほうが難しいのですが、この部分は「バ群（ま）」→「タ群（っ）」→「カ群（か）」→「タ群（な）」→「バ群（バ）」→「タ群（ラ）」→「カ群（が）」という複雑な舌の前後運動が含まれリハビリ効果は十分期待できます。1音1音、舌の動きを確認しながらゆっくりしたペースから歌ってみましょう。
「口腔機能低下症」の中の「舌・口唇運動機能低下」（パタカラ発音の機能低下）のリハビリ曲として使えるでしょう。

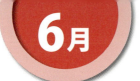

2曲を歌い比べてみよう

歌詞の発音で母音の5音、パ群（口唇）、タ群（舌の挙上）、カ群（奥舌の盛上り）に属する音を赤字で記します

「雨ふり」
　　　　作詞：北原白秋　　作曲：中山晋平

大正14年に発表されました。
「ピッチピッチ」「チャップチャップ」などかわいい擬態語を使って、雨降りの情景が表現されています。

「あ」「め」「あ」「め」　　「ふ」「れ」「ふ」「れ」　　「か」「あ」「さ」「ん」「が」

「じゃ」「の」「め」「で」　　「お」「む」「か」「い」　　「う」「れ」「し」「い」「な」

「ぴ」「っ」「ち」「ぴ」「っ」「ち」　　「ちゃ」「っ」「ぷ」「ちゃ」「っ」「ぷ」

「ら」「ん」「ら」「ん」「ら」「ん」

 替え歌を作ったねらいは、発音の種類や発音数を変えるだけではありません。
「パ群」⇔「タ群」⇔「カ群」と、発音をシフトさせることで、くちびる、舌の先、舌の奥、と各所の動きの変化を起こすためなんですよ。

替え歌
「鹿児島　桜島」
　　　　「雨ふり」のメロディーで歌ってください

日本は火山の多い国。桜島は、海に囲まれた島にそびえるカルデラ火山として、姿かたちが印象的です。

「も」「く」「も」「く」「け」「む」「り」「が」「で」「て」「い」「ま」「す」

「ふ」「ん」「か」「が」「こ」「わ」「い」「よ」　　「か」「っ」「か」「ざ」「ん」

「か」「ご」「し」「ま」　　「ま」「ん」「な」「か」

「さ」「く」「ら」「じ」「ま」

　　　　　　　　　　　　　　　　　　　　作詞：甲谷 至　　作曲：中山晋平

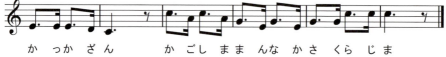

実践編 6月 歌う口腔リハビリ練習曲&歌謡曲

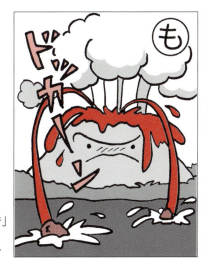

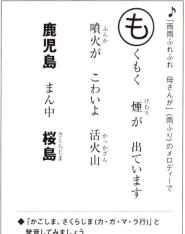

♪「雨雨ふれふれ　母さんが」(雨ふり)のメロディーで

鹿児島　まん中　桜島(さくらじま)
噴火(ふんか)が　こわいよ　活火山(かっかざん)
くもく　煙(けむり)が　出ています

◆「かごしま、さくらじま(カ・ガ・マ・ラ行)」と発音してみましょう

パ群（口唇）とは、
「パ行・バ行・マ行の発音」
タ群（舌の挙上）とは、
「タ行・ダ行・ナ行・ラ行の発音」
カ群（奥舌の盛上り）とは、
「カ行・ガ行の発音」を指します

口唇と舌の動きにかかわる発音数と口腔機能の変化数

― 「雨ふり」　― 「鹿児島　桜島」

（レーダーチャートの軸）
- 母音「ア・イ・ウ・エ・オ」の発音数
- パ群（口唇）の発音数
- タ群（舌の挙上）の発音数
- カ群（奥舌の盛上り）の発音数
- （奥舌の盛上り）⇔（口唇）による口腔機能の変化数
- （舌の挙上）⇔（奥舌の盛上り）による口腔機能の変化数
- （口唇）⇔（舌の挙上）による口腔機能の変化数

「口腔リハビリ」のポイント

● 「雨ふり」は、3フレーズ目の「ぴっちぴっち」と「ちゃっぷちゃっぷ」など、（口唇）⇔（舌の挙上）による口腔機能の変化が合計6回あり、リハビリ効果が豊かです。4フレーズ目の「らんらんらん」の発音は、舌の挙上訓練となります。この曲の後半の擬態語はすべて、口腔リハビリ練習曲と言えます。
● 「鹿児島県　桜島」は、「もくもく」・「ふんかがこわい」・「かごしま」など、替え歌にしたことで「カ群」の発音が 3→13 と増加しています。全体に（舌の挙上）⇔（奥舌の盛上り）、（奥舌の盛上り）⇔（口唇）という口腔機能の変化数が増えています（逆に母音の発音数は減少しています）。
● 替え歌にして歌詞を変えることで、口腔機能の働きが大きく変化することがグラフから判ります。両曲を歌い比べて口の動きを感じとってください。

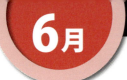

口腔不潔（p.49）のリハビリ練習曲

楽しみながら、わ・た・り・ど・り

歌詞の発音で母音の5音、パ群（口唇）、夕群（舌の挙上）、力群（奥舌の盛上り）に属する音を赤字で記します

「潮来笠」

作詞：佐伯孝夫　作曲：吉田 正　唄：橋 幸夫

1960年（昭和35年）の橋幸夫のデビュー曲です。潮来市は霞ケ浦・北浦・常陸利根川に面した水郷地帯です。あやめ園が有名で現在は水郷筑波国定公園に指定されています。この美しい水郷地帯を歌った楽曲です。デビューの年に第2回日本レコード大賞新人賞を受賞、第11回NHKの紅白歌合戦に初出場しました。翌61年には同名の映画も公開されました。

《「い」「た」「こ」「の」「い」「た」「ろ」「う」　「ちょ」「っ」「と」「み」「な」「れ」「ば」》
《「は」「く」「じょ」「う」「そ」「う」「な」　「わ」「た」「り」「ど」「り」》
《「そ」「れ」「で」「い」「い」「の」「さ」》　《「あ」「の」「う」「つ」「り」「ぎ」「な」》
《「か」「ぜ」「が」「ふ」「く」「ま」「ま」　「に」「し」「ひ」「が」「し」》
《「な」「の」「に」「よ」》　《「な」「ぜ」「に」「め」「に」「う」「く」》
《「い」「た」「こ」「が」「さ」》

潮来の伊太郎　ちょっと見なれば
薄情そうな　渡り鳥
それでいいのさ　あの移り気な ↗

風が吹くまま　西東
なのにヨー　なぜに眼に浮く
潮来笠

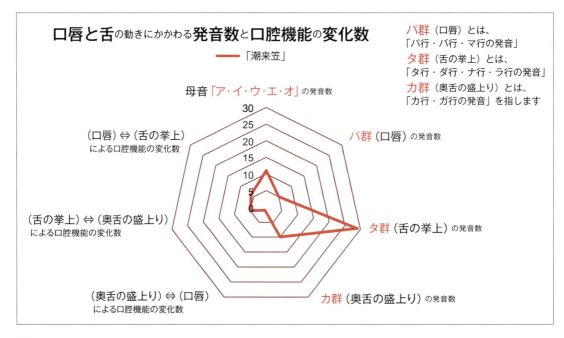

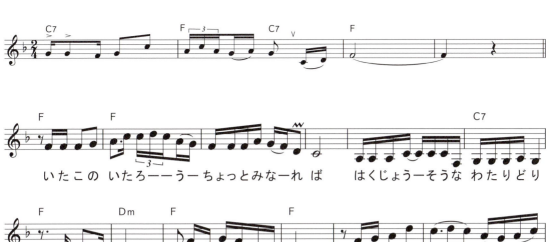
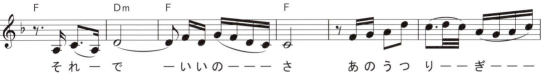
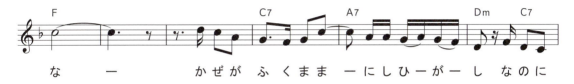
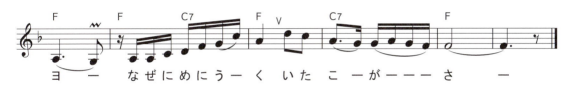

実践編 6月 歌う口腔リハビリ練習曲＆歌謡曲

この歌詞には、口腔機能を変化させる回数は少ないけれど、同じ舌の動きの発音を連続させています。これを楽しみながらリラックスして歌うことで効果が得られます。

「口腔リハビリ」のポイント

- 「パ群」「タ群」「カ群」の発音数は他の曲と同程度に含まれます。「パ群」の発音数は5と若干少なめです。「パ群」⇔「タ群」発音の変化数は6 「タ群」⇔「カ群」発音の変化数は5と少なめです。「それでいいのさ」、「かぜがふくまま」などでは「パ群」「タ群」「カ群」の発音が連続せず散在すること、「わたりどり（「タ群」が4回）」、「なのによ（「タ群」が3回）」など同じ舌の動きの発音が連続することが、原因と考えられます。
- 舌を前後に動かす複雑な動きは多くありませんが、リハビリにつながる「パ・タ・カ・ラ」発音は十分にあります。楽しみながらリラックスして歌ってください。「口腔機能低下症」の中の「口腔不潔」のリハビリ曲として使えるでしょう。

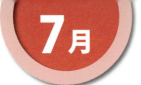

コンコンチキチキ！ ゆっくりと

歌詞の発音で**母音**の5音、**パ群**（口唇）、**タ群**（舌の挙上）、**カ群**（奥舌の盛り上がり）に属する音を赤字で記します

「浦島太郎」 文部省唱歌

明治44年発刊の尋常小学唱歌に掲載された。よく知られた曲です。

「む」「か」「し」「む」「か」「し」　　「う」「ら」「し」「ま」「は」
「た」「す」「け」「た」「か」「め」「に」　　「つ」「れ」「ら」「れ」「て」
「りゅ」「う」「ぐ」「う」「じょ」「う」「へ」　　「き」「て」「み」「れ」「ば」
「え」「に」「も」「か」「け」「な」「い」　　「う」「つ」「く」「し」「さ」

替え歌

「京都　祇園祭り」　「浦島太郎」のメロディーで歌ってください

祇園祭りは貞観時代（859～877）の京の都に疫病が流行したとき、災厄の除去を祈願するために始まりました。室町時代には町々に特色ある山鉾が存在したようです。現在は7月に約1か月間にわたり行われます。
7月17日と24日に山や鉾が京都の町中を巡航する山鉾巡航が行われます。
「コンコン・チキチキ・コンチキチ」とお囃子が演奏され夏祭りの雰囲気を感じることができます。

「コンコン・チキチキ・コンチキチ」の発音の難易度はハイレベルです。舌を前後に素速く動かし続ける運動ですが、このようなにぎやかなお祭りムードの中で発音するとラクにできてしまいますね。一緒に言ってみましょう。

「か」「ね」「や」「た」「い」「こ」「の」　　「お」「と」「が」「す」「る」
「コ」「ン」「コ」「ン」「チ」「キ」「チ」「キ」　「コ」「ン」「チ」「キ」「チ」
「や」「ま」「ほ」「こ」「じゅ」「ん」「こ」「う」　　「に」「ぎ」「や」「か」「に」
「きょ」「う」「と」「は」「ぎ」「お」「ん」「の」　　「お」「ま」「つ」「り」「だ」

作詞：甲谷 至　　作曲：不詳

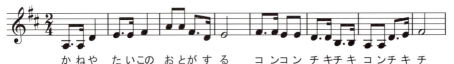

パ群（口唇）とは、
「パ行・バ行・マ行の発音」
タ群（舌の挙上）とは、
「タ行・ダ行・ナ行・ラ行の発音」
カ群（奥舌の盛上り）とは、
「カ行・ガ行の発音」を指します

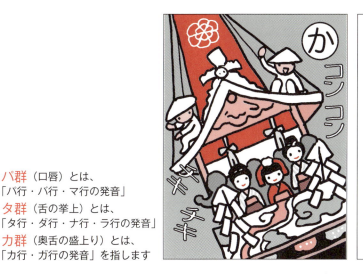

♪「むかしむかし 浦島は」（浦島太郎）のメロディーで

かね（鉦）や　太鼓の　音がする
コンコン チキチキ コンチキチ
山鉾（やまほこ）　巡行（じゅんこう）　にぎやかに
京都は　祇園（ぎおん）の　お祭りだ

◆「コンコン　チキチキ　コンチキチ」（カ・タ行）と、舌とのどに力を入れて大きな声で言ってみましょう

実践編 7月 歌う口腔リハビリ練習曲＆歌謡曲

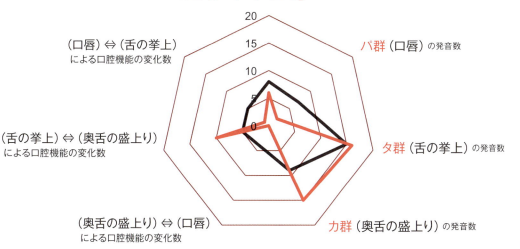

「口腔リハビリ」のポイント

●「浦島太郎」は、2フレーズ目の「つれられて」で「タ群」の連続発音が繰り返されます。この舌の動きは摂食嚥下と発音には非常に大切な動きです。初めはゆっくり始めてください。この曲は7項目の動きが随所にあり、バランスの良いリハビリ効果がそろった曲です。

●「京都　祇園祭り」は元歌の「浦島太郎」と比べ、「カ群」の発音数は 9 → 15 と増加、「タ群」⇔「カ群」による口腔機能の変化は 5 → 10 と倍増しています。「コンコンチキチキ・コンチキチ」の部分は舌を前後に繰り返す動きがあり、非常に難しいリハビリとなっています。ゆっくりと歌詞の朗読から始めてください。

●両曲とも「口腔機能低下症」の中の「舌・口唇運動機能低下」、「低舌圧」、「嚥下機能低下」のリハビリに適しています。

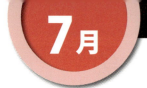

口腔不潔 (p.49) のリハビリ練習曲

赤ちゃんの「ママ」「パパ」はくちびる語

歌詞の発音で母音の5音、パ群（口唇）、夕群（舌の挙上）、カ群（奥舌の盛上り）に属する音を赤字で記します

「こんにちは赤ちゃん」

作詞：永 六輔　作曲：中村八大　唄：梓 みちよ

1963年（昭和38年）に発売されたヒット曲。梓みちよは同年の第5回日本レコード大賞を受賞、第14回NHK紅白歌合戦にも出場しました。この曲は中村八大に子供が誕生したことをヒントに永六輔が作詞したと言われています。

《「こ」「ん」「に」「ち」「は」「あ」「か」「ちゃ」「ん」》　《「あ」「な」「た」「の」「え」「が」「お」》
《「こ」「ん」「に」「ち」「は」「あ」「か」「ちゃ」「ん」》　《「あ」「な」「た」「の」「な」「き」「ご」「え」》
《「そ」「の」「ち」「い」「さ」「な」「て」》　《「つ」「ぶ」「ら」「な」「ひ」「と」「み」》
《「は」「じ」「め」「ま」「し」「て」》　《「わ」「た」「し」「が」「マ」「マ」「よ」》
《「こ」「ん」「に」「ち」「は」「あ」「か」「ちゃ」「ん」》　《「あ」「な」「た」「の」「い」「の」「ち」》
《「こ」「ん」「に」「ち」「は」「あ」「か」「ちゃ」「ん」》《「あ」「な」「た」「の」「み」「ら」「い」「に」》
《「こ」「の」「し」「あ」「わ」「せ」「が」》　《「パ」「パ」「の」「の」「ぞ」「み」「よ」》
《「は」「じ」「め」「ま」「し」「て」》　《「わ」「た」「し」「が」「マ」「マ」「よ」》
《「ふ」「た」「り」「だ」「け」「の」》　《「あ」「い」「の」「し」「る」「し」》
《「す」「こ」「や」「か」「に」「う」「つ」「く」「し」「く」》　《「そ」「だ」「て」「と」「い」「の」「る」》
《「こ」「ん」「に」「ち」「は」「あ」「か」「ちゃ」「ん」》　《「お」「ね」「が」「い」「が」「あ」「る」「の」》
《「こ」「ん」「に」「ち」「は」「あ」「か」「ちゃ」「ん」》《「と」「き」「ど」「き」「は」「パ」「パ」「と」》
《「ほ」「ら」「ふ」「た」「り」「だ」「け」「の」》　《「し」「ず」「か」「な」「よ」「る」「を」》
《「つ」「く」「っ」「て」「ほ」「し」「い」「の」》　《「お」「や」「す」「み」「な」「さ」「い」》
《「お」「ね」「が」「い」「あ」「か」「ちゃ」「ん」》
《「お」「や」「す」「み」「あ」「か」「ちゃ」「ん」》　《「わ」「た」「し」「が」「マ」「マ」「よ」》

　　こんにちは　赤ちゃん　あなたの笑顔　　　　　二人だけの　愛のしるし
　　こんにちは　赤ちゃん　あなたの泣き声　　　　健やかに美しく　育てと祈る
　　　その小さな手　つぶらな瞳　　　　　　　　こんにちは　赤ちゃん　お願いがあるの
　　　はじめまして　私がママよ　　　　　　　　こんにちは　赤ちゃん　時々はパパと
　　こんにちは　赤ちゃん　あなたの命　　　　　　ほら　二人だけの　静かな夜を
　　こんにちは　赤ちゃん　あなたの未来に　　　　つくってほしいの　おやすみなさい
　　　この幸せが　パパの望みよ　　　　　　　　おねがい赤ちゃん
　　　はじめまして　私がママよ　↗　　　　　　おやすみ赤ちゃん　私がママよ…

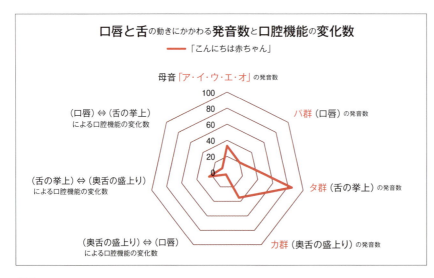

パ群（口唇）とは、
「パ行・バ行・マ行の発音」
夕群（舌の挙上）とは、
「タ行・ダ行・ナ行・ラ行の発音」
カ群（奥舌の盛上り）とは、
「カ行・ガ行の発音」を指します

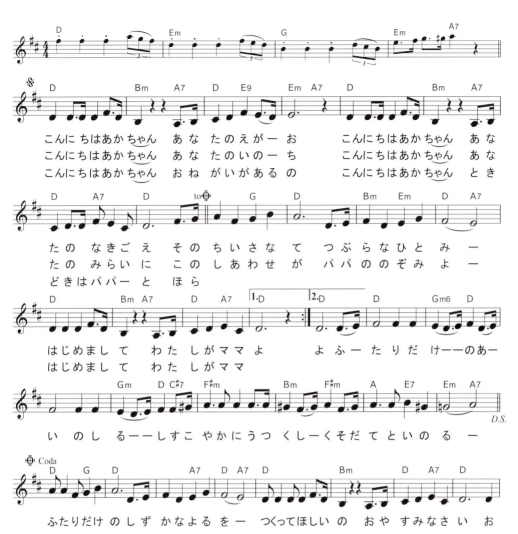

言葉は、くちびる→舌→のどの発育とともに進む

赤ちゃんは生後4～5か月で喃語(なんご)と呼ばれる言葉にならないような声を出し始めます。初めは「あー」、続いて「うー」などの母音の発声、その後「ぷー」「ぱー」「きー」など子音の発声、最後には「ま・ま・ま・・・」「ぱ・ぱ・ぱ・・・」「だ・だ・だ・・・」など反復した喃語に進みます。

この時期の赤ちゃんはまだ咽頭(口・のどの容積)が狭く、舌を細かく動かすことができません。そのため自由に動かしやすい口唇を使った母音の発音を初めに行うのです。子音の発音は、口腔・咽頭の発育が進んでから出てきます。

「口腔リハビリ」のポイント

「あ」と発音する時は口を開けることを意識して歌ってください。食物を取り込む動作、おしゃべりをする時に必要な開口動作につながります。「口腔機能低下症」の中の「口腔不潔」のリハビリ曲として使えるでしょう。

この曲は優しいお母さんが我が子に話しかけているほほえましい様子が伝わってきますね。すべての言葉の出発点は「あ」。赤ちゃんが教えてくれます。

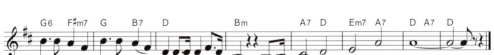

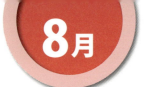

元気なかけ声 リハビリ効果

歌詞の発音で母音の5音、パ群（口唇）、タ群（舌の挙上）、カ群（奥舌の盛上り）に属する音を赤字で記します

「ごんべさんの赤ちゃん」
作詞：不詳　作曲：ウィリアム・ステッフ

原曲はアメリカ民謡「リパブリック讃歌」です。日本では、学校で歌われる「ともだち讃歌」をはじめ、「おたまじゃくしはカエルの子」、「おはぎがお嫁に行くときは」、「大型カメラ量販店のCMソング」などの替え歌で知られています。

「ご」「ん」「べ」「さ」「ん」「の」　「あ」「か」「ちゃ」「ん」「が」　「か」「ぜ」「ひ」「い」「た」

「ご」「ん」「べ」「さ」「ん」「の」　「あ」「か」「ちゃ」「ん」「が」　「か」「ぜ」「ひ」「い」「た」

「ご」「ん」「べ」「さ」「ん」「の」　「あ」「か」「ちゃ」「ん」「が」　「か」「ぜ」「ひ」「い」「た」

「と」「て」「も」　「あ」「わ」「て」「て」　「し」「っ」「ぷ」「し」「た」

替え歌
「徳島　阿波踊り」
「ごんべさんの赤ちゃん」のメロディーで歌ってください

「えらいやっちゃえらいやっちゃ」「よいよいよい」のかけ声は、思い切りハジけるように、はっきりと、楽しく！
さあ、みんなで浮かれて発音してみましょう。

「え」「ら」「い」「や」「っ」「ちゃ」　「え」「ら」「い」「や」「っ」「ちゃ」

「よ」「い」「よ」「い」「よ」「い」

「お」「ど」「る」「あ」「ほ」「う」「に」　「み」「る」「あ」「ほ」「う」

「う」「か」「れ」「て」　「み」「ん」「な」「お」「ど」「り」「だ」「す」

「し」「こ」「く」「は」　「と」「く」「し」「ま」　「あ」「わ」「お」「ど」「り」

作詞：甲谷 至　作曲：ウィリアム・ステッフ

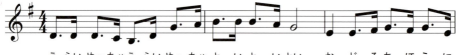

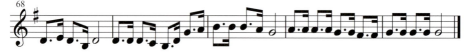

実践編 8月 歌う口腔リハビリ練習曲＆歌謡曲

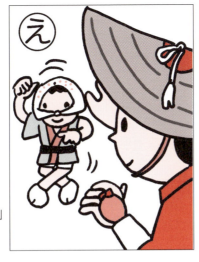

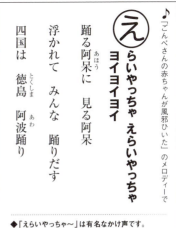

♪「ごんべさんの赤ちゃんが風邪ひいた」のメロディーで

え
らいやっちゃ えらいやっちゃ
ヨイヨイヨイ

踊る阿呆（あほう）に 見る阿呆
浮かれて みんな 踊りだす
四国は 徳島（とくしま） 阿波（あわ）踊り

◆「えらいやっちゃ〜」は有名なかけ声です。
皆でそろって高めの大声で発音してみましょう。

パ群（口唇）とは、
「バ行・パ行・マ行の発音」
タ群（舌の挙上）とは、
「タ行・ダ行・ナ行・ラ行の発音」
カ群（奥舌の盛上り）とは、
「カ行・ガ行の発音」を指します。

口唇と舌の動きにかかわる発音数と口腔機能の変化数

― 「ごんべさんの赤ちゃん」　― 「徳島 阿波踊り」

- 母音「ア・イ・ウ・エ・オ」の発音数
- パ群（口唇）の発音数
- タ群（舌の挙上）の発音数
- カ群（奥舌の盛上り）の発音数
- （奥舌の盛上り）⇔（口唇）による口腔機能の変化数
- （舌の挙上）⇔（奥舌の盛上り）による口腔機能の変化数
- （口唇）⇔（舌の挙上）による口腔機能の変化数

「口腔リハビリ」のポイント

- 「ごんべさんの赤ちゃん」は、「ごんべさん」と「あかちゃんが」の繰り返しによって、「カ群」の発音数が12と多発します。奥舌の盛上りを意識して発音してください。
- 「**徳島 阿波踊り**」は、えらいやっちゃえらいやっちゃ」「よいよいよい」と母音の発音の発音数が16と突出、口唇の動きが多用されます。意識しながら発音してください。「えらいやっちゃえらいやっちゃ」「よいよいよい」の掛け声はみんなで楽しみながら発音しましょう。
- 替え歌にすることで口の働きが変化し、多様な口腔機能のリハビリの効果が生まれます。

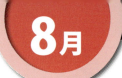

低舌圧 (p.53) のリハビリ練習曲

いつまでも若大将、舌の細かい動きから

歌詞の発音で**母音**の5音、**バ群**（口唇）、**タ群**（舌の挙上）、**カ群**（奥舌の盛上り）に属する音を赤字で記します

「お嫁においで」　作詞：岩谷時子　作曲：弾 厚作　唄：加山雄三

1966年発売のヒット曲、同年の11月にはこの曲を元にした青春映画も公開されました。若大将・加山雄三の活躍が描かれています。

《「も」「し」「も」「こ」「の」「ふ」「ね」「で」》

《「き」「み」「の」「し」「あ」「わ」「せ」「み」「つ」「け」「た」「ら」》

《「す」「ぐ」「に」「か」「え」「る」「か」「ら」》《「ぼ」「く」「の」「お」「よ」「め」「に」「お」「い」「で」》

《「つ」「き」「も」「な」「く」「さ」「び」「し」「い」》《「く」「ら」「い」「よ」「る」「も」》

《「ほ」「く」「に」「う」「た」「う」》《「き」「み」「の」「ほ」「ほ」「え」「み」》

《「ふ」「ね」「が」「み」「え」「た」「な」「ら」》

《「ぬ」「れ」「た」「か」「ら」「だ」「で」「か」「け」「て」「こ」「い」》

《「さ」「ん」「ご」「で」「こ」「さ」「え」「た」》《「あ」「か」「い」「ゆ」「び」「わ」「あ」「げ」「よ」「う」》

もしも この舟で　君の幸せ 見つけたら　　　　僕にうたう 君の微笑み
すぐに帰るから 僕のお嫁においで　　　　　　舟が見えたなら ぬれた身体で駆けてこい
月もなく淋しい 闇い夜も　　　↗　　　　　　珊瑚でこさえた　紅い 指輪あげよう

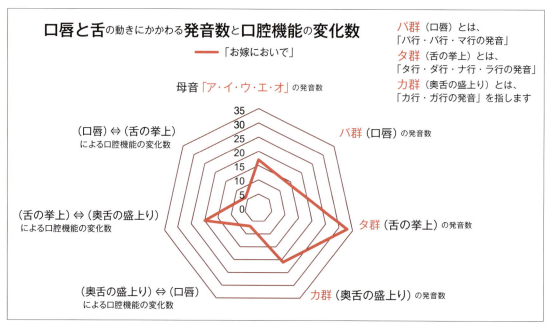

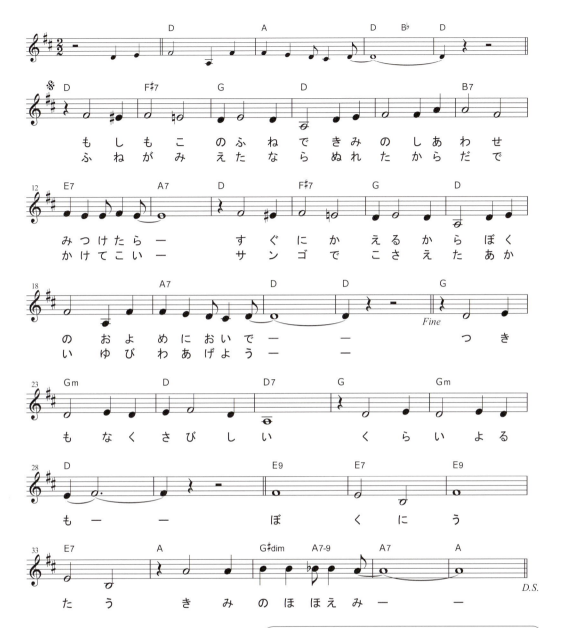

実践編 8月 歌う口腔リハビリ練習曲＆歌謡曲

老化は口から始まります。口元のさわやかさを保つには、舌の前後運動が良い訓練になります。
今や80代となった永遠の若大将も、きっと毎日歌ってくちびると舌を鍛えていることでしょう

「口腔リハビリ」のポイント

● 10フレーズ目「ぬれたからだでかけてこい」の歌詞は、「タ群」⇔「カ群」の発音シフトによって、連続的な舌の前後運動となっています。グラフからも「タ群」、「カ群」の発音数と、(舌の挙上) ⇔ (奥舌の盛上り) の回数が多いですね。これが舌のリハビリにつながります。このように細かく連続的に舌を動かすことができなければ、若大将のさわやかな歌声を表すこともできないのです。
● 「口腔機能低下症」の中の「低舌圧」(舌の圧力低下) のリハビリ曲として使えるでしょう。

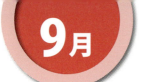

健口ソングは一家の常備薬

歌詞の発音で**母音**の5音、**パ群**（口唇）、**タ群**（舌の挙上）、**カ群**（奥舌の盛上り）に属する音を赤字で記します

「どんぐりころころ」　　　作詞：青木存義　作曲：梁田 貞

大正10年に発表されました。作詞者の青木は宮城県松島の出身で、子供の頃、庭にあったナラの木やドジョウを放した池を歌ったものです。

「ど」「ん」「ぐ」「り」　「こ」「ろ」「こ」「ろ」　「ど」「ん」「ぶ」「り」「こ」

「お」「い」「け」「に」　「は」「ま」「っ」「て」　「さ」「あ」「た」「い」「へ」「ん」

「ど」「じょ」「う」「が」　「で」「て」「き」「て」　「こ」「ん」「に」「ち」「は」

「ぼ」「っ」「ちゃ」「ん」　「い」「っ」「しょ」「に」　「あ」「そ」「び」「ま」「しょ」「う」

替え歌

「富山　薬売り」　「どんぐりころころ」のメロディーで歌ってください

「ぜんこく」、「けがにも」、「かていやく」とゆっくり発音してみましょう。
舌の奥がグッと盛上るのがわかりますか？
これができないと、食べ物が鼻の穴に逆流してしまいます。
歌うことで、舌の力をつけ、飲み込み力を高めましょう。

「ぜ」「ん」「こ」「く」　「ど」「こ」「で」「も」　「お」「か」「れ」「て」「る」

「く」「す」「り」「う」「り」「が」　「と」「ど」「け」「ま」「す」

「びょ」「う」「き」「や」　「け」「が」「に」「も」　「べ」「ん」「り」「だ」「よ」

「と」「や」「ま」「の」　「で」「ん」「と」「う」　「か」「て」「い」「や」「く」

作詞：甲谷 至　　作曲：ウィリアム・ステッフ

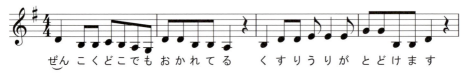
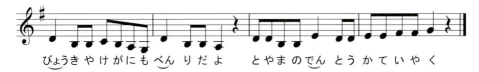

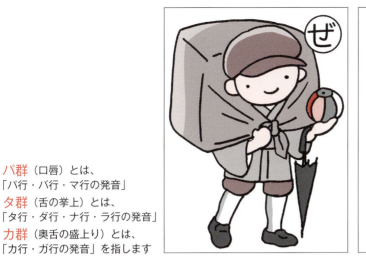

♪「どんぐりコロコロ　どんぶりこ」のメロディーで

ぜ

富山の　伝統　家庭薬

薬売りが　届けます

病気や　ケガにも　便利だよ

ぜんこく(全国)　どこでも　置かれてる

「富山の配置家庭薬」は多くの家で使われていました

◆「とやまのくすり(タ・マ・カ・ラ行)」と発音してみましょう

実践編　9月　歌う口腔リハビリ練習曲＆歌謡曲

パ群（口唇）とは、
「パ行・バ行・マ行の発音」

夕群（舌の挙上）とは、
「タ行・ダ行・ナ行・ラ行の発音」

カ群（奥舌の盛上り）とは、
「カ行・ガ行の発音」を指します

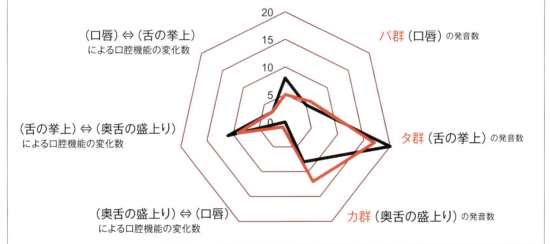

口唇と舌の動きにかかわる発音数と口腔機能の変化数

― 「どんぐりころころ」　― 「富山　薬売り」

「口腔リハビリ」のポイント

● **「どんぐりころころ」**は、「どんぐり」、「ころころ」、「でてきて」など「夕群」の発音数が20、「夕群」⇔「カ群」による口腔機能の変化は11と頻発します。舌の前後運動のリハビリにつながります。

富山 薬売り」は、「ぜんこく」、「けがにも」、「かていやく」など、「カ群」の発音数が12と増加しています。奥舌を盛り上げるよう意識して発音してください。

● 両曲とも「口腔機能低下症」の中の「舌・口唇運動機能低下」、「低舌圧」、「嚥下機能低下」のリハビリに向いています。

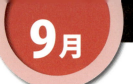

嚥下機能低下 (p.55) のリハビリ練習曲

「あ・い・し・て・る」とマリーに言えたなら

歌詞の発音で**母音**の5音、**パ群**（口唇）、**タ群**（舌の挙上）、**カ群**（奥舌の盛上り）に属する音を赤字で記します

「僕のマリー」　　作詞：橋本 淳　作曲：すぎやまこういち　唄：ザ・タイガース

1967年（昭和42年）に発表。当時多くのグループサウンズの中で突出して人気のあったザ・タイガースのデビュー曲です。沢田研二（ジュリー：ボーカル）、加橋かつみ（トッポ：ボーカル、ギター）、森本太郎（タロー：ギター）、岸部おさみ（サリー：ベース）、瞳みのる（ピー：ドラム）の5人組。コンサートでは熱気のあまり、興奮して失神する観客が続出しました。

《「ぽ」「く」「が」「マ」「リ」「ー」「と」「あ」「っ」「た」「の」「は」》

《「さ」「み」「し」「い」「さ」「み」「し」「い」「あ」「め」「の」「あ」「さ」》

《「フ」「ラ」「ン」「ス」「に」「ん」「ぎょ」「う」「だ」「い」「て」「い」「た」》

《「ひ」「と」「り」「ぼ」「っ」「ち」「の」「か」「わ」「い」「い」「こ」》

＊《「あ」「い」「し」「て」「る」「と」「ひ」「と」「こ」「と」「い」「え」「な」「く」「て」》

《「つ」「ら」「い」「お」「も」「い」「に」「な」「い」「た」「の」「さ」》

《「マ」「リ」「ー」「が」「ぼ」「く」「に」「こ」「い」「を」「す」「る」》

《「あ」「ま」「く」「か」「な」「し」「い」「ゆ」「め」「を」「み」「た」》

＊の4行くりかえし　《「ゆ」「め」「を」「み」「た」》　《「ゆ」「め」「を」「み」「た」》

　　ぼくがマリーと逢ったのは　　　　　つらい想いに 泣いたのさ
　　さみしい さみしい 雨の朝　　　　　マリーが ぼくに恋をする
　　フランス人形 抱いていた　　　　　甘く 悲しい 夢をみた
　　ひとりぼっちの かわいい娘　　　　＊くりかえし
　　＊愛してると ひとこと いえなくて↗　夢をみた　夢をみた

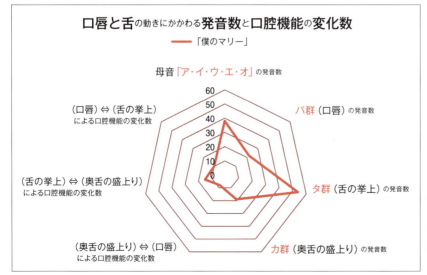

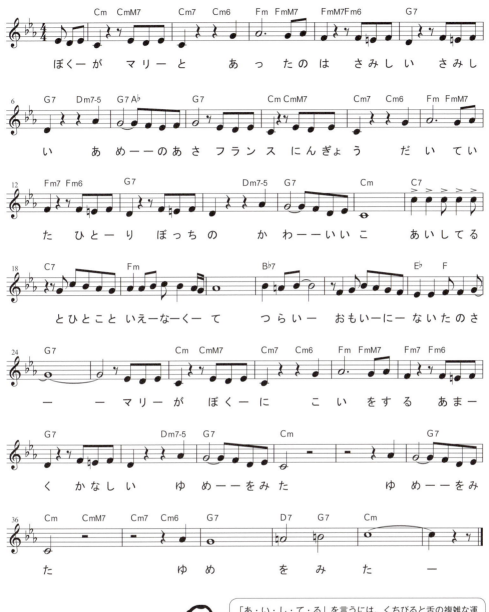

実践編 9月 歌う口腔リハビリ練習曲＆歌謡曲

「あ・い・し・て・る」を言うには、くちびると舌の複雑な運動が必要です。
この歌は、1音1音を発音するためのまたとない練習曲です。
さあ、今からでも遅くはありません。口を鍛えて愛の告白を！

「口腔リハビリ」のポイント

- （口唇）⇔（奥舌の盛上り）の変化数は8、母音の発音数は38と頻出しています。これは「ぼく」、「マリー」、「あいしてる」などの歌詞が多いためです。口唇のリハビリになるでしょう。
- 「あ・い・し・て・る」の、「あ」は口を開ける、「い」は口唇を横に引く、「し」は舌と歯ぐき部分を接近させて発音する、「て」と「る」は舌を上前方に伸ばし上顎前歯の裏に接触させて発音するなど複雑な動きが求められます。口のはたらきが伴わなければ、愛の告白はできませんね。
- 「口腔機能低下症」の中の「嚥下機能低下」のリハビリ曲として使えるでしょう。

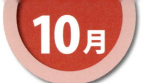

明治唱歌はすぐれた口腔（こうくう）ソング

歌詞の発音で**母音**の5音、**パ群**（口唇）、**タ群**（舌の挙上）、**カ群**（奥舌の盛上り）に属する音を**赤字**で記します

「鉄道唱歌」（東海道篇）　作詞：大和田建樹　作曲：多梅雅、上眞行

明治33年(1900年)に作られました。以来120年近く経った今も日本中で愛唱されています。JRの前身「国鉄」時代の車内チャイムとして使用されました。現在でも東海道線「品川」駅の発車メロディーとして流れています。

「き」「て」「き」　　「い」「っ」「せ」「い」　　「し」「ん」「ば」「し」「を」

「は」「や」「わ」「が」　「き」「しゃ」「は」　　「は」「な」「れ」「た」「り」

「あ」「た」「ご」「の」　「や」「ま」「に」　　　「い」「り」「の」「こ」「る」

「つ」「き」「を」　　　「た」「び」「じ」「の」　「と」「も」「と」「し」「て」

今も「鉄道唱歌」の歌詞を駅名とともに歌えるお年寄りがたくさんいらっしゃいます。
「きーてきいっせい」が作られた明治時代の人は、日本が今のような超高齢社会になるとは、夢にも思わなかったでしょうね。

替え歌
「三重　お伊勢参り」　「鉄道唱歌」のメロディーで歌ってください

「し」「ろ」「い」「お」「も」「ち」「が」　　「な」「か」「に」「あ」「る」

「あ」「ず」「き」「の」「あ」「ん」「こ」「に」　「つ」「つ」「ま」「れ」「て」

「あ」「か」「ふ」「く」「も」「ち」「を」　　　「た」「べ」「な」「が」「ら」

「お」「い」「せ」「ま」「い」「り」「を」　　　「げ」「ん」「き」「よ」「く」

作詞：甲谷 至　　作曲：多梅雅、上眞行

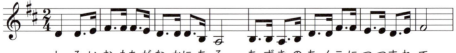

しろいおもちが なかにある　あずきのあんこにつつまれて

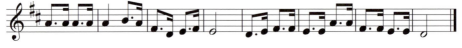

あかふくもちをたべながら　おーいせまいりをげんきよく

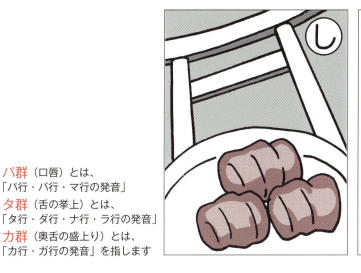

♪「汽笛一声 新橋を」（鉄道唱歌）のメロディーで

し ろ（白）い お餅が 中にある
あずきの 餡子（あんこ）に 包まれて
赤福餅（あかふくもち）を 食べながら
お伊勢参りを 元気よく

◆のどに詰まらないように、お餅はうつむきながらゆっくりと飲み込んでください

パ群（口唇）とは、「パ行・バ行・マ行の発音」
タ群（舌の挙上）とは、「タ行・ダ行・ナ行・ラ行の発音」
カ群（奥舌の盛上り）とは、「カ行・ガ行の発音」を指します

実践編 10月 歌う口腔リハビリ練習曲＆歌謡曲

口唇と舌の動きにかかわる発音数と口腔機能の変化数

―「鉄道唱歌」 ―「三重　お伊勢参り」

（レーダーチャートの軸）
- 母音「ア・イ・ウ・エ・オ」の発音数
- パ群（口唇）の発音数
- タ群（舌の挙上）の発音数
- カ群（奥舌の盛上り）の発音数
- （奥舌の盛上り）⇔（口唇）による口腔機能の変化数
- （舌の挙上）⇔（奥舌の盛上り）による口腔機能の変化数
- （口唇）⇔（舌の挙上）による口腔機能の変化数

「口腔リハビリ」のポイント

● 「鉄道唱歌」は、「きてき」は「カ群」の発音から始まります。奥舌の盛上りが不完全な人は音が鼻に漏れ、明瞭な発音になりません。特に出だしの「き」の発音は難しいでしょう。「はなれたり」は「タ群」の発音の繰り返しとなります。舌を前に伸ばすリハビリにつながります。「口腔機能低下症」の中の「舌・口唇運動機能低下」、「低舌圧」、「嚥下機能低下」の予防に向いています。

● 「三重　お伊勢参り」は、「あずき」「あんこ」「あかふ」「おいせまいりを」と母音の発音が11と増加しています。口唇が常にわずか開いてしまっている方、気づくと唇が左右非対称になってしまっている方などに向いている曲でしょう。

10月 舌・口唇運動機能低下 (p.52) のリハビリ練習曲

「ブルー」が僕を待っている

歌詞の発音で母音の5音、パ群（口唇）、夕群（舌の挙上）、カ群（奥舌の盛上り）に属する音を赤字で記します

「ブルー・シャトウ」

作詞：橋本 淳　作曲：井上忠夫　唄：ジャッキー吉川とブルーコメッツ

1967年（昭和42年）に発表、150万枚のレコード売り上げを記録した大ヒット曲で、第9回日本レコード大賞を受賞し、同年の第18回NHK紅白歌合戦にも出場しました。もり「トンカツ」、いずみ「ニンジン」、か「コンニャク」、まれ「テンプラ」と言葉の末尾を変えた替え歌で遊んだのは懐かしい思い出です。

《「も」「り」「と」「い」「ず」「み」「に」》　《「か」「こ」「ま」「れ」「て」》
《「し」「ず」「か」「に」「ね」「む」「る」》　《「ブ」「ル」「ー」「ブ」「ル」「ー」「ブ」「ル」「ー」「シャ」「ト」「ー」》
《「あ」「な」「た」「が」「ぼ」「く」「を」》　《「ま」「っ」「て」「い」「る」》
《「く」「ら」「く」「て」「さ」「み」「し」「い」》　《「ブ」「ル」「ー」「ブ」「ル」「ー」「ブ」「ル」「ー」「シャ」「ト」「ー」》
《「き」「っ」「と」「あ」「な」「た」「は」》　《「あ」「か」「い」「バ」「ラ」「の」》
《「バ」「ラ」「の」「か」「お」「り」「が」》　《「く」「る」「し」「く」「て」》
《「な」「み」「だ」「を」「そ」「っ」「と」》　《「な」「が」「す」「で」「しょ」「う」》
《「よ」「ぎ」「り」「の」「ガ」「ウ」「ン」「に」》　《「つ」「つ」「ま」「れ」「て」》
《「し」「ず」「か」「に」「ね」「む」「る」》　《「ブ」「ル」「ー」「ブ」「ル」「ー」「ブ」「ル」「ー」「シャ」「ト」「ー」》
《「ブ」「ル」「ー」「ブ」「ル」「ー」「ブ」「ル」「ー」「ブ」「ル」「ー」「ブ」「ル」「ー」「ブ」「ル」「ー」》
《「シャ」「ト」「ー」》

森と　泉に　かこまれて
静かに眠る　ブルーブルー　ブルー・シャトー
あなたが　僕を　待っている
暗くて　淋しい　ブルーブルー　ブルー・シャトー
きっと　あなたは　紅いバラの
バラの　かおりが苦しくて　↗

涙をそっと　流すでしょう
夜霧のガウンに　包まれて
静かに　眠る　ブルー・ブルー・ブルー・シャトー
ブルーブルーブルーブルーブルーブルー
シャトー

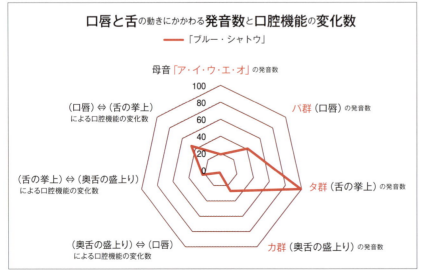

パ群（口唇）とは、「パ行・バ行・マ行の発音」
夕群（舌の挙上）とは、「夕行・ダ行・ナ行・ラ行の発音」
カ群（奥舌の盛上り）とは、「カ行・ガ行の発音」を指します

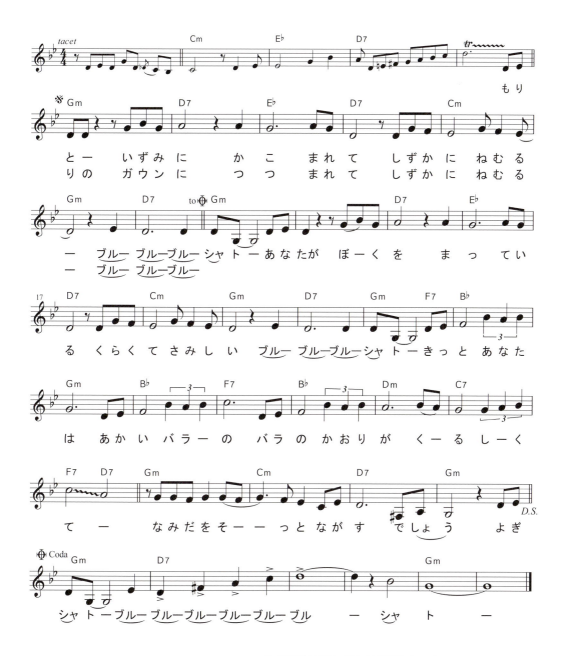

実践編 10月 歌う口腔リハビリ練習曲＆歌謡曲

この曲のクライマックス、「ブルー」を5回繰り返して上りつめていくこの箇所をドラマチックに決めるには、くちびると舌がしっかりしていないと歌えないのですよ

「口腔リハビリ」のポイント

- 口唇「パ群」の発音数は41、舌の挙上「タ群」の発音数は99、（口唇）⇔（舌の挙上）の機能変化数は46と頻出しています。これは「ブルー・ブルー・ブルー・・・」という発音が多いためです。「ブルー」と歌う時、口唇と舌の動きを意識しながら発音してください。リハビリ効果が高まります。
- 「口腔機能低下症」の中の「舌・口唇運動機能低下」（パタカラ発音の機能低下）のリハビリ曲として使えるでしょう。

音楽療法で口から診断・予防します ● 113

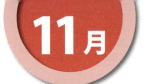

「たき火」のたっぷりリハビリ効果

歌詞の発音で**母音**の5音、**パ群**（口唇）、**夕群**（舌の挙上）、**力群**（奥舌の盛上り）に属する音を赤字で記します

「たき火」　作詞：巽聖歌　作曲：渡辺茂

昭和16年、東京都中野区の冬の情景を元に作られたと言われています。

「か」「き」「ね」「の」　「か」「き」「ね」「の」　「ま」「が」「り」「か」「ど」
「た」「き」「び」「だ」　「た」「き」「び」「だ」　「お」「ち」「ば」「た」「き」
「あ」「た」「ろ」「う」「か」　「あ」「た」「ろ」「う」「よ」
「き」「た」「か」「ぜ」　「ぴ」「い」「ぷ」「う」　「ふ」「い」「て」「い」「る」

替え歌
「新潟 コシヒカリ」　「たき火」のメロディーで歌ってください

「炊き立てのコシヒカリの艶を思い出しながら、楽しく歌って唾液の出を良くしましょう！口の中の唾液が出にくくなる口腔乾燥は放っておくと、ものが食べられなくなりますから要注意です！」

「ブ」「ラ」「ン」「ド」「お」「こ」「め」「で」　「し」「ら」「れ」「て」「る」
「の」「う」「か」「の」　「ど」「りょ」「く」「の」　「た」「ま」「も」「の」「さ」
「ホ」「カ」「ホ」「カ」　「ご」「は」「ん」「だ」「よ」
「に」「い」「が」「た」　「う」「お」「ぬ」「ま」　「コ」「シ」「ヒ」「カ」「リ」

作詞：甲谷 至　作曲：渡辺茂

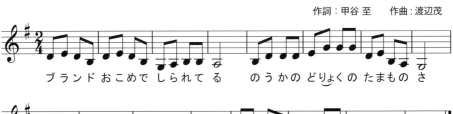

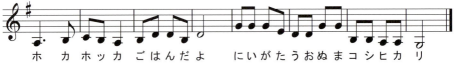

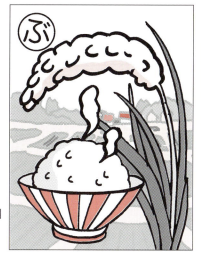

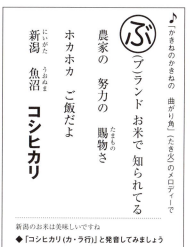

♪「かきねのかきねの　曲がり角」（たき火）のメロディーで

ぶ（ブ）ランド　お米で　知られてる
農家の　努力の　賜物（たまもの）さ
ホカホカ　ご飯だよ
新潟（にいがた）　魚沼（うおぬま）　コシヒカリ

新潟のお米は美味しいですね
◆「コシヒカリ（カ・ラ行）」と発音してみましょう

パ群（口唇）とは、
「パ行・バ行・マ行の発音」
タ群（舌の挙上）とは、
「タ行・ダ行・ナ行・ラ行の発音」
カ群（奥舌の盛上り）とは、
「カ行・ガ行の発音」を指します

実践編　11月　歌う口腔リハビリ練習曲＆歌謡曲

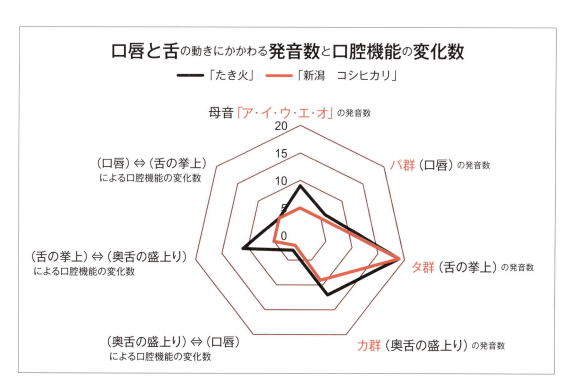

「口腔リハビリ」のポイント

● 「**たき火**」は、レーダーチャートの7項目の発音と変化が随所に表れバランス良い曲です。「かきねの」「かきねの」で、「タ群」⇔「カ群」による口腔機能の変化は11と頻出、これは舌の前後運動となります。「まがりかど」、「たきびだ」、「おちばたき」は、パ群・タ群・カ群の連続発音となります。発音は難しいですが、リハビリ効果は十分です。「口腔機能低下症」の中の「舌・口唇運動機能低下」、「口腔乾燥」、「低舌圧」、「嚥下機能低下」のリハビリに向いています。

● 「**新潟　コシヒカリ**」は、「口腔機能低下症」の中の「口腔不潔」「口腔乾燥」のリハビリに適しています。美味しいコシヒカリを想像しながら楽しく歌って下さい。

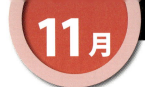

嚥下機能低下 (p.55) のリハビリ練習曲

努力を重ねて「行って行ってしまった」

歌詞の発音で母音の5音、パ群（口唇）、夕群（舌の挙上）、カ群（奥舌の盛上り）に属する音を赤字で記します

「よこはま・たそがれ」
作詞：山口洋子　作曲：平尾昌晃　唄：五木ひろし

昭和46年（1971）、第13回日本レコード大賞・歌唱賞を受賞した大ヒット曲。この歌に出会う前、五木ひろしは三谷謙という名で歌っていました。歌手から足を洗おうとさえ思っていたとは…、信じられません。マイクを左手に持ち、右手は拳を握って歌うスタイルがなつかしいです。横浜のご当地ソングとなっています。

《「よ」「こ」「は」「ま」「た」「そ」「が」「れ」》《「ホ」「テ」「ル」「の」「こ」「べ」「や」》

《「く」「ち」「づ」「け」「の」「こ」「り」「か」》《「た」「ば」「こ」「の」「け」「む」「り」》

《「ブ」「ル」「ー」「ス」》《「く」「ち」「ぶ」「え」》《「お」「ん」「な」「の」「な」「み」「だ」》

《「あ」「の」「ひ」「と」「は」「い」「っ」「て」「い」「っ」「て」「し」「ま」「っ」「た」》

《「あ」「の」「ひ」「と」「は」「い」「っ」「て」「い」「っ」「て」「し」「ま」「っ」「た」》

《「も」「う」「か」「え」「ら」「な」「い」》

よこはま　たそがれ　ホテルの小部屋
くちづけ　残り香（が）　煙草のけむり
ブルース　口笛　女の涙
あの人は　行って行ってしまった
あの人は　行って行ってしまった
もう帰らない

「い」は、意識してくちびるを左右にぐっと引き、口角をギュッと持ちあげることで、明るい発音となります。「い」は訓練しないと、きれいに出せない音なのです。
「行って行ってしまった」がヒットしたのは、努力のたまものなんですね

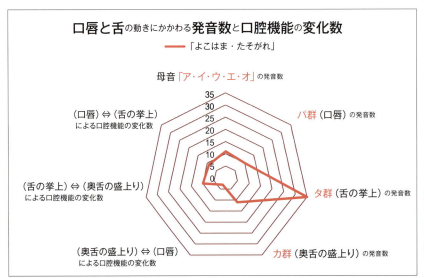

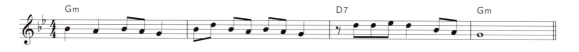

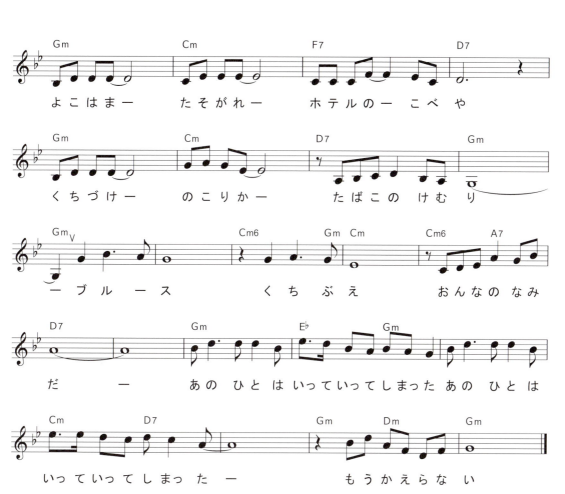

「口腔リハビリ」のポイント

- 8と9のフレーズで繰り返す「あの人は行って行ってしまった」の「い」の発音には、大きな訓練効果があります。のどに若干力を入れるようにしながら、口唇をグッと横に引くイメージで「いっていって」と発音しましょう。感情をこめながら「いっていってしまった」と歌うこの曲のサビは、そのまま優れた口腔機能の訓練となります。
- また「カ群」の発音は、口唇（口輪筋）、頬（頬筋）、のど（上咽頭収縮筋）が連動して働き、口腔と鼻腔が遮断され、鼻に息がもれなくなって初めて明瞭に発音できるようになります。「カ群」が明瞭でないと、ゴクンと飲み込んだ食物が鼻へと漏れてしまいます。「口腔機能低下症」の中の「嚥下機能低下」のリハビリ曲として使えるでしょう。

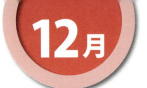

1年の締めくくりはお口の開閉で

歌詞の発音で**母音**の5音、**パ群**（口唇）、**タ群**（舌の挙上）、**カ群**（奥舌の盛上り）に属する音を赤字で記します

「浦島太郎」　文部省唱歌

明治44年発刊の尋常小学唱歌に掲載されたよく知られた曲です。

「む」「か」「し」「む」「か」「し」　　「う」「ら」「し」「ま」「は」
「た」「す」「け」「た」「か」「め」「に」　「つ」「れ」「ら」「れ」「て」
「りゅ」「う」「ぐ」「う」「じょ」「う」「へ」　「き」「て」「み」「れ」「ば」
「え」「に」「も」「か」「け」「な」「い」　「う」「つ」「く」「し」「さ」

替え歌
「秋田　なまはげ」　「浦島太郎」のメロディーで歌ってください

「お」「に」「の」「す」「が」「た」「の」　「こ」「わ」「い」「ひ」「と」
「お」「う」「ち」「に」「く」「る」「よ」　「お」「お」「み」「そ」「か」
「こ」「ど」「も」「は」「お」「ど」「ろ」「き」　「な」「き」「だ」「す」「よ」
「な」「ま」「は」「げ」　「あ」「き」「た」「の」　「な」「ら」「わ」「し」「だ」

「かむ力と飲み込み力。これを鍛えるのが、これからの健康維持のポイントです。
「おにの」、「おうちに」、「おおみそか」、「あきた」で口の開閉能力を高めましょう」

作詞：甲谷 至　　作曲：多梅雅、上眞行

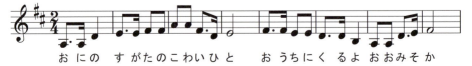
おにの　すがたのこわいひと　　おうちにくるよおおみそか

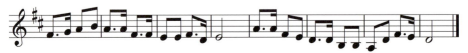
こどもはおどろきなきだすよ　　なまはげあきたのならわしだ

実践編 12月 歌う口腔リハビリ練習曲＆歌謡曲

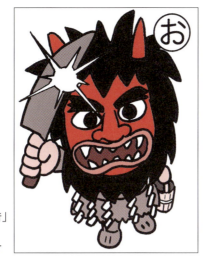

♪「むかしむかし　浦島は」（浦島太郎）のメロディーで

お
に（鬼）の　姿の　怖い人
おうちに　来るよ　大晦日
子どもは　驚き　泣き出すよ
なまはげ　秋田の　ならわしだ

怖い表情のお面が有名です
◆「なまはげ（ナ・マ・ガ行）」と発音してみましょう

パ群（口唇）とは、
「パ行・バ行・マ行の発音」
タ群（舌の挙上）とは、
「タ行・ダ行・ナ行・ラ行の発音」
カ群（奥舌の盛上り）とは、
「カ行・ガ行の発音」を指します

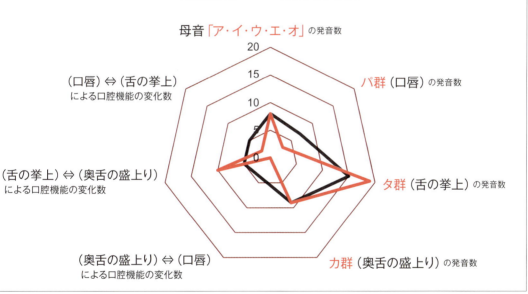

「口腔リハビリ」のポイント

- 「**浦島太郎**」は、7月（p.98）で紹介した通り、7項目が随所に表れるバランスの良いリハビリ効果のある曲です。「口腔機能低下症」の中の「舌・口唇運動機能低下」「低舌圧」のリハビリに向いています。
- 「**秋田 なまはげ**」は、「おにの」、「おうちに」、「おおみそか」、「あきた」と口を開ける母音の発音が見られます。口を意識して開けるように歌ってください。「口腔機能低下症」の中の「咬合力低下」、「咀嚼機能低下」のリハビリとして使えます。

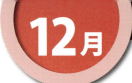

口腔乾燥 (p.50) のリハビリ練習曲

おとなの港・ヨコハマの魔力で潤いを

歌詞の発音で母音の5音、パ群（口唇）、タ群（舌の挙上）、カ群（奥舌の盛上り）に属する音を赤字で記します

「ブルーライト・ヨコハマ」

作詞：橋本 淳、作曲：筒美京平、唄：いしだあゆみ

1968年（昭和43年）に発売され、翌69年には150万枚の大ヒットとなり、NHK紅白歌合戦に出場しました。横浜のご当地ソングとして根強い人気があり、京浜急行線の横浜駅では接近メロディーとしてこの曲が流れます。

《「ま」「ち」「の」「あ」「か」「り」「が」 「と」「て」「も」「き」「れ」「い」「ね」 「ヨ」「コ」「ハ」「マ」》
《「ブ」「ル」「ー」「ラ」「イ」「ト」「ヨ」「コ」「ハ」「マ」》
《「あ」「な」「た」「と」 「ふ」「た」「り」》 《「し」「あ」「わ」「せ」「よ」》
《「い」「つ」「も」「の」「よ」「う」「に」 「あ」「い」「の」「こ」「と」「ば」「を」 「ヨ」「コ」「ハ」「マ」》
《「ブ」「ル」「ー」「ラ」「イ」「ト」「ヨ」「コ」「ハ」「マ」》
《「わ」「た」「し」「に」「く」「だ」「さ」「い」》《「あ」「な」「た」「か」「ら」》
　＊《「あ」「る」「い」「て」「も」「あ」「る」「い」「て」「も」》《「こ」「ぶ」「ね」「の」「よ」「う」「に」》
　　《「わ」「た」「し」「は」「ゆ」「れ」「て」》《「ゆ」「れ」「て」「あ」「な」「た」「の」「う」「で」「の」「な」「か」》
《「あ」「し」「お」「と」「だ」「け」「が」 「つ」「い」「て」「く」「る」「の」「よ」 「ヨ」「コ」「ハ」「マ」》
《「ブ」「ル」「ー」「ラ」「イ」「ト」「ヨ」「コ」「ハ」「マ」》
《「や」「さ」「し」「い」「く」「ち」「づ」「け」》《「も」「う」「い」「ち」「ど」》
間奏
＊の2行を繰り返す
《「あ」「な」「た」「の」「す」「き」「な」 「た」「ば」「こ」「の」「か」「お」「り」 「ヨ」「コ」「ハ」「マ」》
《「ブ」「ル」「ー」「ラ」「イ」「ト」「ヨ」「コ」「ハ」「マ」》
《「ふ」「た」「り」「の」「せ」「か」「い」》《「い」「つ」「ま」「で」「も」》

街の灯りが　とてもきれいね
ヨコハマ　ブルーライト・ヨコハマ
あなたとふたり　幸せよ
いつものように　愛の言葉を
ヨコハマ　ブルーライト・ヨコハマ
私にください　あなたから　↗

歩いても　歩いても　小舟のように
私はゆれて　ゆれて　あなたの腕の中
足音だけが　ついて来るのよ
ヨコハマ　ブルーライト・ヨコハマ
やさしいくちづけ　もう一度　↗

歩いても　歩いても　小舟のように
私はゆれて　ゆれて　あなたの腕の中
あなたの好きな　タバコの香り
ヨコハマ　ブルーライト・ヨコハマ
二人の世界　いつまでも

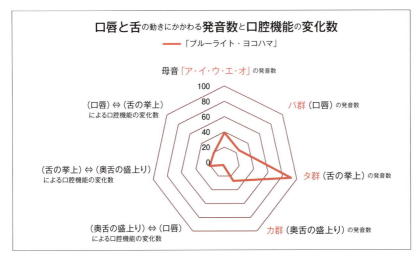

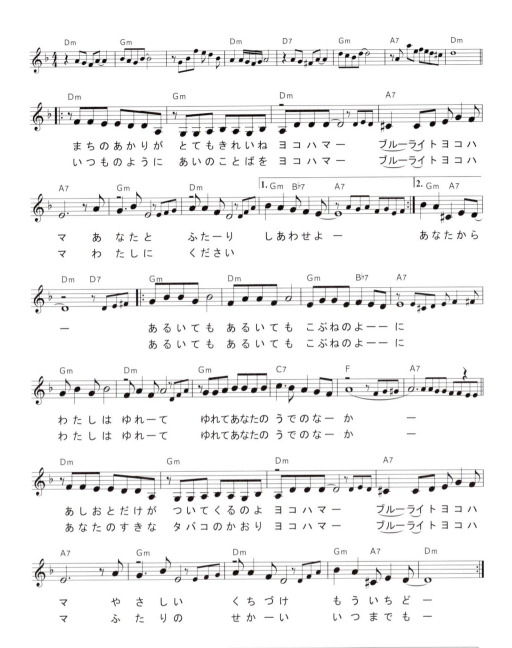

実践編 12月 歌う口腔リハビリ 練習曲＆歌謡曲

口腔乾燥とは、唾液分泌が低下し口の中が乾くことですが、これが万病の元であることを本書では強調しました。くちびるや舌の動きを意識しながら朗読することも大切です。

「口腔リハビリ」のポイント

- 7項目すべてに発音数と機能変化の動きが随所に現れ、リハビリ効果が望めます。特に「夕群」の発音によるの舌の前方運動数が 92 回あり、舌のリハビリ効果が見られます。これにより、唾液が分泌し口腔乾燥予防の効果が期待できます。
- 「口腔機能低下症」の中の「口腔乾燥」のリハビリ曲として使えるでしょう。横浜の景観を想像しながらムードに浸って楽しく歌ってください。

音楽療法で口から診断・予防します ● 121

嚥下機能低下のリハビリ
歌う**喉頭挙上**のための練習曲

「のど仏を上下させる」歌唱で、嚥下力低下にそなえる！

あおい：甲谷先生、最近いろんなメディアで「誤嚥性肺炎」が取り上げられるようになりました。《人は喉から衰える 「誤嚥性肺炎」で死なないための 10 か条——鍵は「喉仏（のどぼとけ）」にあり》このようなタイトルの記事が週刊誌に掲載されて目を引きました。

甲谷：良い着眼ですね。

あおい：これだけではありません。誤嚥性肺炎の予防には「のど」を鍛えることが重要で、それには「のど仏」を上げたり下げたりすることが効果的だ、と。ずばり「のどを鍛えて寿命を 10 年延ばす」として、対処法にハイトーンで歌うことがおすすめと書かれていました。「ハイトーンで歌う」と言われると、音楽療法士としては興味津々。のどのトレーニングにハイトーンは、本当でしょうか。これらの真偽についてうかがいたいのですが。

甲谷：当たっています。いずれも良い内容です。誤嚥性肺炎の危険については、2008 年に出した拙著『歌うことが口腔ケアになる』(p.72〜77) の中で繰り返し警告してきました。その主旨は、「誤嚥性肺炎を予防するには、舌根部と喉頭蓋の機能をじゅうぶんに働かせることがだいじである。喉頭部の周りの筋肉は随意筋であるから、そこを動かし鍛えることに意味がある」と。そして、ここに「舌」と「歌うこと」の関連性を見出した私は、「歌を使って喉頭部の筋肉—とりわけ喉頭蓋につながる筋肉を動かし鍛えることが有効だ」ということをずっと提唱してきました。前著で採りあげたこのことを別の言い方で言うと、「のど仏の動きを良くし、嚥下力を高めて、誤嚥性肺炎を予防しよう」ということになります。

あおい：「のど仏の動き」とは？　確かにゴックンすると「のど仏」が上下するのが判りますが、これと嚥下とはどうつながっているのですか？

甲谷：P.123 の人物図を見てください。俗にいう「のど仏」のでっぱりは、正式には「甲状軟骨の喉頭隆起」と言います。甲状軟骨は気管の入り口や声帯を中に収めて取り囲んでいる一種の箱のようなものとイメージしてください。内側の部分が薄い線で描かれていますね。そこを取り出して拡大したのが左上の図とその下の図です。この甲状軟骨は、甲状舌骨筋を通じて舌骨とつながっています。そしてその舌骨はオトガイ舌骨筋を通じて下の顎と、また舌骨は靭帯を通じて「のどのフタ」である「喉頭蓋」とつながっています。前著（『歌うことが口腔ケアになる』p.68〜71）でも説明したように、物を飲み込む時、舌骨と甲状軟骨がキュッと上に移動した結果、喉頭蓋が気管の入り口にフタをします。甲状軟骨がキュッと上がるので、そのでっぱりである「のど仏」も上に移動するのがわかるのです。高い声を出す時も上に動きます。あくびをする時は下がります。

喉頭の挙上

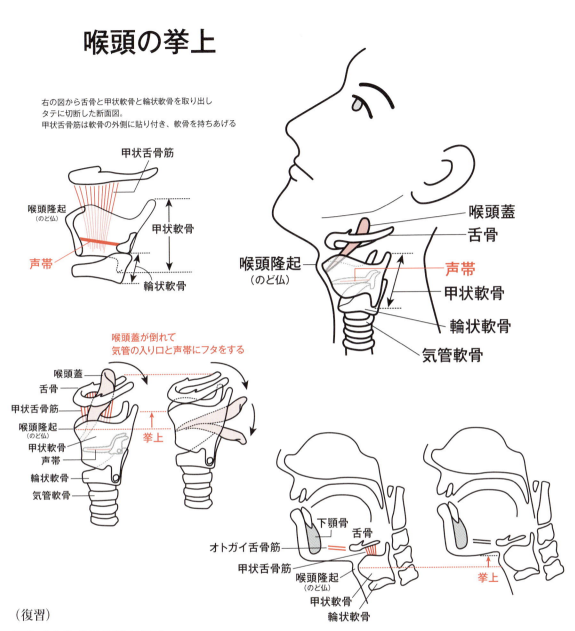

右の図から舌骨と甲状軟骨と輪状軟骨を取り出しタテに切断した断面図。
甲状舌骨筋は軟骨の外側に貼り付き、軟骨を持ちあげる

（復習）

正しく食物を飲み込むには

① 食物を口に取り込む
② 口唇・舌・歯・唾液などでモグモグと咀嚼しドロドロの食塊にする
③ ゴクンと飲み込む
④ 喉頭が挙上し舌根部と喉頭蓋が気管の入り口をカパッと覆い被さるように蓋をする
⑤ 気管の入り口が完全に蓋された状態で、飲み込んだドロドロの食塊が流れてくる
⑥ 気管に入ることなく食道に流れて行く

この一連の動作が正常な摂食嚥下です。この④ができないと、菌を含んだ食物や唾液が気管に入り、「誤嚥性肺炎」を招きます。

「喉頭が挙上し、気管の入り口を舌根部と喉頭蓋で覆う」。これが最も重要です。

実践編　嚥下機能低下のリハビリ　歌う**喉頭挙上**のための練習曲

◎「音程の高低」と「のど仏の上下」

あおい：のど仏は、(音程の)高い声を出す時も動きますね？

甲谷：その通り。

高声を発声するということは

① 　喉頭（のど仏）をグッと挙上させ、声帯から口唇までの「声道」を短くする
② 　それに伴って口腔内の形を変化させる
③ 　声帯を薄く引き伸ばす
④ 　声帯の緊張を高める
⑤ 　声帯の振動数を高める
⑥ 　呼気圧を高める

以上の一連の働きで「高い声」が出ますが、上記の中では①の声帯から口唇までの「声道」を短くすることが最も重要です。

例えば、トロンボーンやリコーダーを想像してください。高音を出す時、管の長さを短くしますね。トロンボーンでは管をスライドさせて、リコーダーでは指孔を開けて、音の通る道を短くしているわけですが、私たちの「のど」でもこれと同じことが行われます。木管楽器で言えば「リード」に相当するのがのどの「声帯」、そこから、音が体外に発せられる「口唇」までの距離を長くさせたり短くさせたり変化させることで、低音と高音を歌い分けているのです。「声帯」が存在する「喉頭」部分、それを包み込んでいる「甲状軟骨」がキュッと上方向に持ち上がって声道を短くすることで、高音を出すことができるのです。このように、高音・低音の発声を持続的に行う「歌う活動」は、喉頭の上下運動と密接にかかわっていると言えます。

あおい：私たちの声帯からくちびるまでの道が、トロンボーンやリコーダーの管にたとえられるとは！無意識に高音や低音を歌っていましたが、解剖学的な裏づけがわかると興味深いです。

甲谷：このようなことは、音楽療法士の必須知識です。「歌う活動」も「摂食嚥下機能」も、ともに「喉頭の上下運動」と密接に関係しています。そのうえで、とりわけ「喉頭（のど仏）」の上下運動がスムーズにできるような歌唱活動を実際に続けていくことがだいじです。それが、「寿命を10年延ばす」ことにつながります。

◎歌でこそ自然に楽しくできる「のど仏の上下」

甲谷：　p.122で述べたように、正しく嚥下が行われるためには「喉頭（のど仏）」の挙上が必要です。しかし高齢になると、のどの筋肉も弱くなり、若い頃よりものど仏もが下がり気味になります。でもこの筋肉を鍛えることは可能です。「喉頭（のど仏）」の上下運動を促すために、高い音程と低い音程が交互に出てくる歌を歌うことが一つの有効な方法です。高い音を出すことで、のど仏を上げる練習ができます。

あおい：それでここに挙げられた曲は、音が跳躍する曲ばかりなのですね。

甲谷：メロディーが大胆に跳躍します。6度や8度の跳躍上行の曲や、なだらかな順次下行を含め、上行と下行を顕著に繰り返す曲を集めました。

あおい：先生、一般に上行するメロディーでは、音楽のエネルギーを貯め（緊張させ）、逆にメロディーが下行する場合は音楽のエネルギーを散らす（緊張を緩める）ものと理解していますが、その音楽的なエネルギーと「のど仏の上下」は関係あるのでしょうか？

甲谷：解剖学的に関係はありませんよ（笑）…。けれどもそもそもメロディーとは、上行や下行というエネルギーの蓄積と発散、緊張と弛緩をうまく組み合わせることでドラマを作っているのです。もし下手な作曲家が、メロディーの中で何の脈絡もなく突然大きく「跳躍上行」させたりすれば、流れが不自然となり音楽が台無しになってしまう。ところが、良く作られた名曲とは、突然の跳躍も、そう跳ぶことが自然なように配置されていて見事に全体の中に溶け込んでいる。だから普通に鑑賞しているぶんには気持ち良くて、跳躍音程を見逃しまうことさえある。けれど、そこを取り出して自分で歌ってみれば判るはずです、こんなに音が跳んでいるのだと。跳躍音程をうまく歌って自然なものに聴かせるのは、本来エネルギーが要ることなのですが、優れた作曲家が作った曲は、全体が必然的な音の流れとなっているため、その中に配置された跳躍音程をも私たちは納得して、いつのまにか自然に歌えてしまっているのです。

あおい：音楽の力なんですね。

甲谷：注意してのどを見てごらんなさい。低音から高音へ跳ぶ場合、少なくとも6度跳躍ほどになれば、自然に「喉頭（のど仏）」がキュッと上がっています。このような喉頭の挙上は日頃、普通に会話しているだけでは得られない動きです。歌だから自然にできてしまうんです。ここに挙げたようなお馴染みの曲、跳躍音程をうまく取り込んである名曲を歌っているうちに、いつのまにか上行・下行する音を歌えてしまい、自然に喉頭の挙上訓練ができるのです。やはり音楽は素晴らしいですね。

あおい：そのための練習曲をここに集めたわけですね。のど仏を挙げるには、ふつうの言葉の発音の訓練では難しい。だから、自然にノレる跳躍メロディーを教材に使い、のど仏の上下運動を行おうと。目的がわかってありがたいです。

甲谷：高齢になって若い頃よりものど仏が下がってきても、高音を出すことで、のど仏を上げる練習ができます。でも、むやみに高い音を出せばいいというわけではなく、はじめは高齢者に適した音域内で練習し、だんだん高い音域に移調していくのがいいでしょう。

　いずれにしても、この練習曲では、歌詞の子音や母音の発音に左右されることなく、純粋に音の跳躍を歌ってほしいので、歌詞ではなくスキャットで歌ってください。「ラララ…」または「ルルル…」がおすすめです（※注1）。

以下は、「口腔機能低下症」の7つの診断項目の中から「嚥下機能低下」が疑われる場合に有効なリハビリ曲です。「喉頭」の上下運動を意識し、「喉頭」「舌骨」「下顎骨」をスムーズに動かすための曲です。

（※注1）歌詞を歌うと、口唇・舌・頬・咽頭を複雑に動かし、口腔内の形態を変化させて、母音と子音を発声することになります。すると、どうしても上手く歌うことに注意が注がれてしまいますので、これでは「喉頭」の上下運動を意識できなくなり、本末転倒になってしまいます。そのためここでは歌詞を歌わずに「ラララ…」または「ルルル…」で歌うことを提案します。これは、舌の形態を変えないで（舌の先端と口蓋との接触状態を常に一定に保った状態で）歌うことです。声の出口の「口唇・舌・頬・咽頭」の形態をなるべく変化させないで発声することにより、「喉頭（のど仏）」の上下運動を意識しやすくなります。

「駅馬車」 日本語詞：小林幹治　アメリカ民謡

冒頭から8度に渡る跳躍上行、6度に渡る跳躍下行、6度に渡る跳躍上行、5度に渡る跳躍下行のフレーズが続きます。「ラララ…」「ルルル…」と歌って「喉頭」の上下運動を感じてください。駅馬車が大草原をゆっくりと進むイメージの曲ですが、喉頭は大きく上下運動をしています。リハビリ効果がある曲です。

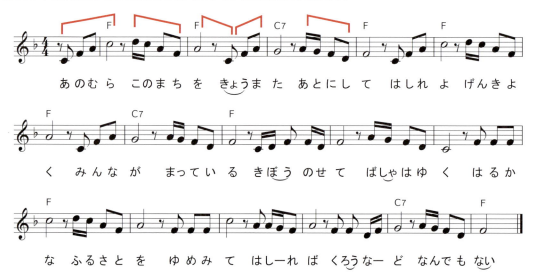

「冬の星座」 日本語詞：堀内敬三　作曲：ウィリアム・ヘイズ

1947年（昭和22年）、文部省編集の中学校音楽の教科書に収録されました。原曲はアメリカのポピュラーソング「愛しのモーリー」です。8度や6度に渡る跳躍上行、7度や8度に渡る跳躍下行など、リハビリ効果が期待できるフレーズが含まれています。

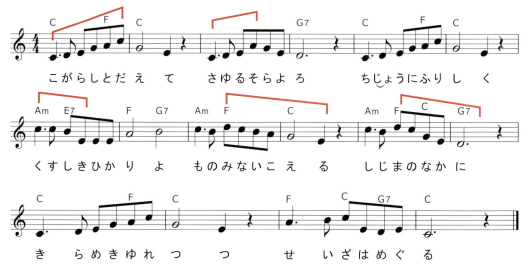

「大きな古時計」 日本語詞：保富康午　作曲：ヘンリー・クレイ・ワーク

1876年に発表されたアメリカのポピュラーソングに、保富庚午が付けた日本語詞が今日までずっと愛唱されています。2002年に平井堅がカバーしヒットしました。のんびりした雰囲気の曲ですが、順次上行下行、跳躍上行下行するフレーズが連続します。「喉頭」が常に上下運動を行います。その動きを意識してください。

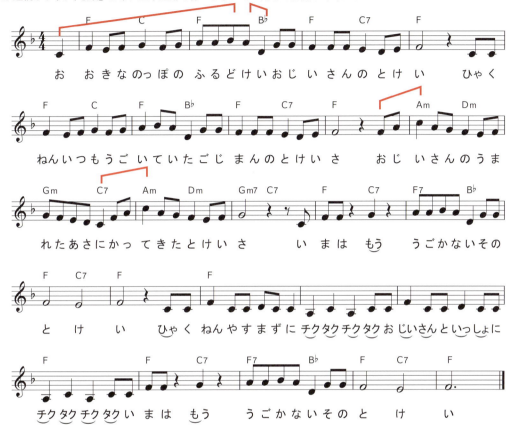

「故郷の空」 日本語詞：大和田建樹　スコットランド民謡

1888年に明治唱歌として発表されました。スコットランド民謡の原曲に大和田建樹が日本語詞をつけました。6度や8度に渡る跳躍上行のフレーズがリズミカルに生きています。「喉頭」の挙上のリハビリ効果があるでしょう。

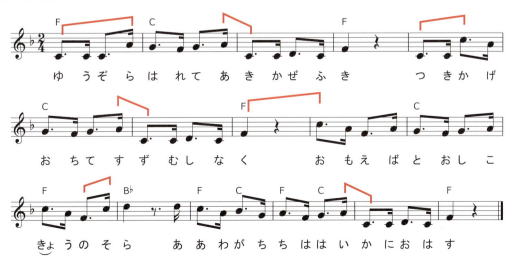

実践編　嚥下機能低下のリハビリ　歌う**喉頭挙上**のための練習曲

「ピクニック」　日本語詞：萩原英一　イギリス民謡

萩原英一の日本語詞でなじみ深いイギリス民謡ですが、この曲の後半はアメリカ黒人の民謡がルーツと言われています。冒頭から6度や10度に渡る跳躍上行が見られます。メロディー全体が上行下行を繰り返し、喉頭の上下運動につながります。嚥下障害の予防に適しています。

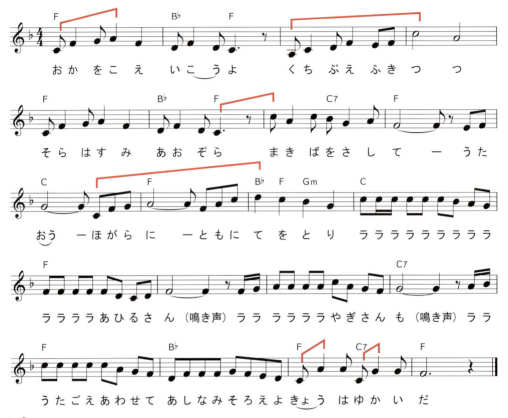

「スキー」　作詞：時雨音羽　作曲：平井康三郎

風を切りながら山の斜面を疾走し躍動するさまが描かれた歌です。滑走に合わせてリズミカルに跳躍する上行・下行が随所に見られます。「すべるスキーの」は8度の跳躍上行ですが、滑らかに感じられるオクターブです。「声帯」「喉頭」のリハビリ効果が得られます。

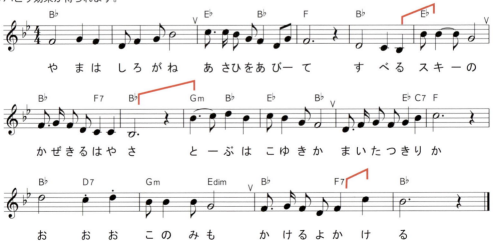

「おお牧場は緑」　日本語詞：中田羽後　ボヘミア民謡

チェコやスロバキア地方で歌われていた民謡が20世紀初めにアメリカに渡り労働歌として親しまれていました。大正時代にアメリカに留学したクリスチャンの中田羽後がこの労働歌に抒情的な日本語詞をつけ、それが戦後の我が国の歌声喫茶や文部省の音楽教科書を通じて広まり愛唱されるようになりました。

冒頭から跳躍下行・上行・下行が見られ、そのほかにも上行下行するフレーズが見られます。後半は順次上行・下行となり、複雑な「喉頭」の挙上下行運動が求められます。

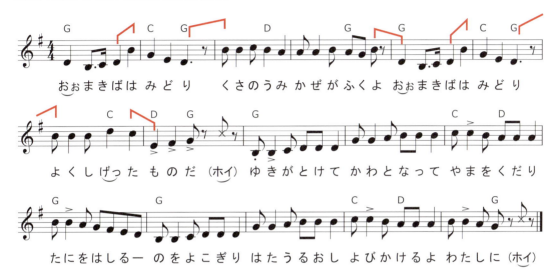

「ともしび」　日本語詞：音楽舞踊楽団カチューシャ　ロシア民謡

ロシア民謡として親しまれています。東京・新宿にある歌声喫茶「ともしび」の名はこの曲に由来し、昭和29年の開店以来、64年を経た今も親しまれています。1フレーズ、2フレーズと徐々に上がっていき、3フレーズ目冒頭「窓辺」の「ま」の高音がこの曲のクライマックスです。「喉頭」の動きを意識してください。

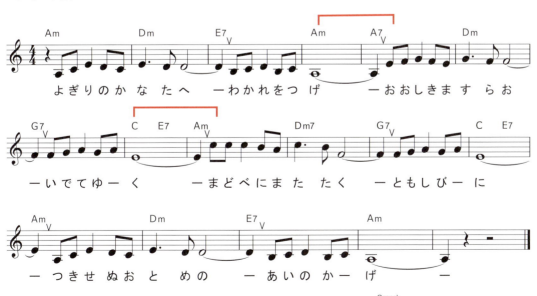

Ogonek
©Mikhail Vasilevich Isakovski
©NMP
Assigned to Zen-On Music Company Ltd. for Japan

「トロイカ」　日本語詞：音楽舞踊楽団カチューシャ　ロシア民謡

ロシア民謡のメロディーに、戦後間もない頃の日本の音楽舞踊楽団カチューシャによって日本語詞が付けられ今日に伝わります。トロイカとは3頭立ての馬そりまたは馬車のことです。歌い始めから上行・下降・上行・下降と複雑なフレーズが見られます。「喉頭」の上下運動を意識しながら「ラララ…」「ルルル…」で歌ってください。

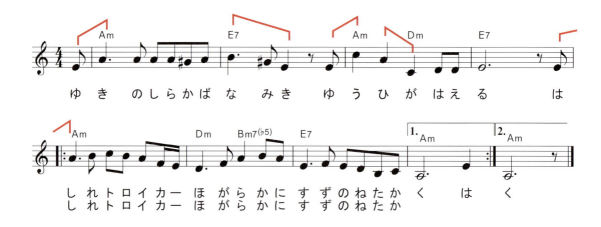

「もろびとこぞりて」　日本語詞：日本基督教団讃美歌委員会　クリスマス讃美歌

オクターブの音階下行に続けて5度の跳躍上行、4度の順次上行、そして6度の順次下行に続けて6度の跳躍上行…、やがて最後のオクターブ跳躍上行と、跳躍と順次進行が美しく組み合わされた見事なメロディーラインです。それにともなって「声帯」「喉頭」も動きます。

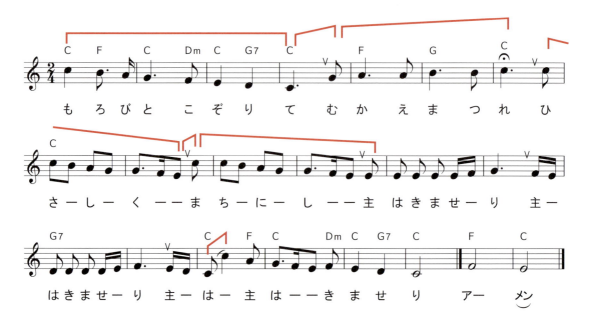

「ジングルベル」　日本語詞：宮沢章二　作曲：J. ロード・ピアポント

6度の跳躍上行が随所に見られます。このようなスケールの発声は「声帯」の緊張が亢進し、「喉頭」が挙上して「声道」の長さを短くさせることで生まれる発声です。クリスマスの楽しい雰囲気を楽しみながらリハビリ効果が期待できる曲です。

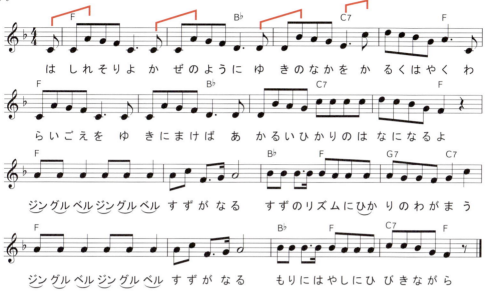

「ジョニーへの伝言」　作詞：阿久悠、作曲：都倉俊一　唄：ペドロ＆カプリシャス

1973年（昭和48年）ペドロ＆カプリシャスのヒット曲で、ボーカル髙橋まり（現：髙橋真梨子）のレコードデビュー曲。冒頭で3回の跳躍下行を繰り返して8度降りたところから、一気に「2時間待ってたと」で9度にわたる順次上行が始まります。これがこの歌のドラマの幕開けです。この大胆で斬新なメロディーがヒットの秘密の一つと言えるでしょう。ストーリー性をおびた面白い歌詞も魅力的ですが、ここでの歌詞は目で味わうだけにとどめ、「ラララ…」で歌って9度の上行中に「喉頭」が少しずつ挙上するのを感じてください。長い曲なので前半のみにとどめます。

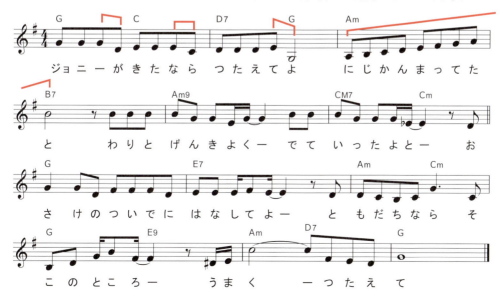

実践編　嚥下機能低下のリハビリ　歌う**喉頭挙上**のための練習曲

音楽療法で口から診断・予防します

「函館の女」

作詞：星野哲郎、作曲：島津伸男　　唄：北島三郎

1965年（昭和40年）の北島三郎のヒット曲。あまりにも有名な歌い出し「はるばる来たぜ・函館へ」は、ヨナ抜き音階そのままの構成音を10度に渡って上行させ、続く「逆巻く波を」はやはりヨナ抜き音階を8度に渡って下行させたものです。音階の上行・下行だけでこれほど特徴あるヒットフレーズを生み出せたのは、作曲家のセンスと腕です。フレーズ冒頭の「はー」は、タイでつながれた4拍半をきちんと伸ばして呼吸を整えると、次の上行へ向かうエネルギーが蓄えられてうまく上行ができます。情のこもった歌詞ですが、ここでは「ラララ…」「ルルル…」で歌って「喉頭」の挙上を確認してください。

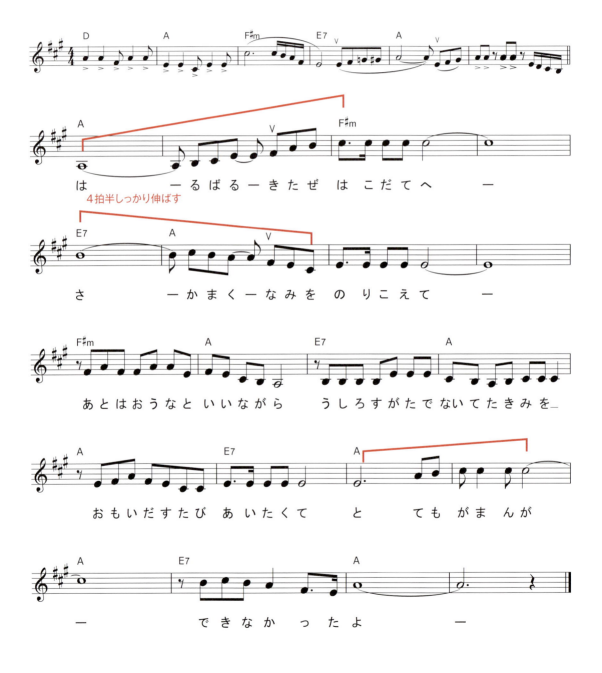

お口いきいき健康体操
「天使の誘惑」

年齢とともに衰える口の働きを維持・向上させることは、全身の健康の要です。
口に集中するさまざまな筋肉をトレーニングし、口の筋力をアップさせましょう。
また噛み合わせをチェックしながら歯根膜を刺激し、脳につながる神経を活性化させます。
一連の体操を通じて、唾液がじわっと湧いてくることを確認してください。

● ポーズの説明

ポーズ	目的	ポーズ	目的
リラックス笑顔	顔の表情筋をゆるめる。シワやたるみの原因除去となる。	ベー	誤嚥を防ぐための舌根部と喉頭蓋のはたらきをパワーアップさせる大切な練習。少しずつ慣れるように。
ウー	タコチュー体操。口輪筋と頬筋のはたらきを維持向上。食物を取り込んだ時口角からこぼさないようにするために必要。また、理想的な笑顔になるために効果あり。	カツ・カツ・カツ	歯根の歯根膜に刺激を与えることで、認知症の予防につながる。左右の奥歯がバランス良く噛み合っているか、口の開閉によって咀嚼筋が動いているか確認。
イー	口輪筋、頬筋、上咽頭収縮筋のはたらきを維持向上。食物を噛んだり、飲み込んだり、おしゃべりをするのに必要な筋肉を鍛える。同時に理想的な笑顔になるための練習。	耳下腺押し回し	顎関節の前下方の頬を指先でそっと押さえながら回す。唾液腺のマッサージはリラックス効果があり、唾液の分泌を促進する。
プー	口輪筋と頬筋のはたらきを維持向上。食物を取り込み、奥歯で噛み砕く、ゴクンと飲み込むのに必要。笑う・怒る・微笑むなどの表情に必要。	顎下腺押し	同上。顎下腺は3大唾液腺の中で最も大きく、たくさんの唾液を分泌するところ。
キュー	口輪筋と頬筋、軟口蓋、咽頭の筋肉のはたらきの維持向上。お蕎麦やラーメンをすする時に必要。	歯ぐき回し（左回し・右回し）	舌の先で外側の歯と歯ぐき表面をペロリとなめまわす。舌と歯ぐき、頬粘膜内部を刺激することでリラックスし、副交感神経を高め、サラサラの唾液が分泌される。口腔乾燥症の予防。

天使の誘惑

1968年（昭和43年）に発売された黛ジュンのヒット曲で、同年の第10回レコード大賞を受賞しました。
明るいハワイアン調のアレンジによる覚えやすい曲です。当時流行したミニスカートで歌う黛ジュンを
観ながら一緒に口ずさんだ団塊の世代の方々も、まもなく後期高齢者。
フレイル予防・認知症予防のために、まずはお口を元気にす体操から始めましょう。

作詞　なかにし礼
作曲　鈴木邦彦
唄　　黛ジュン

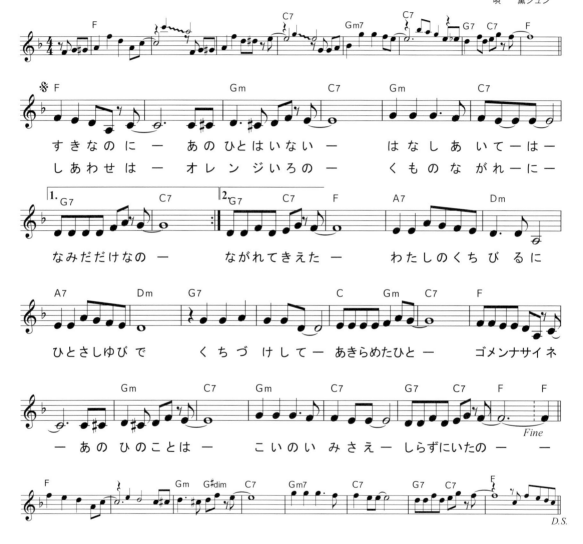

1. 好きなのに　あの人はいない
　 話相手は　涙だけなの
　 幸せは　オレンジ色の
　 雲の流れに　流れて消えた
　 私の唇に　人さし指で
　 くちづけして　あきらめた人
　 ごめんなさいね　あの日のことは
　 恋の意味さえ　知らずにいたの

2. 砂浜で　泣きまねすると
　 やさしい声が　流れてくるの
　 思い出は　オレンジ色の
　 雲のかなたに　浮かんでいるの
　 私の唇に　人さし指で
　 くちづけして　あきらめた人
　 今ここに　あの人がいたら
　 陽にやけた胸に　飛び込むでしょう
　 飛び込むでしょう

天使の誘惑

前奏8小節（2小節目からナレーション）

「お口いきいき健康体操」で、フレイルと認知症を予防しましょう！

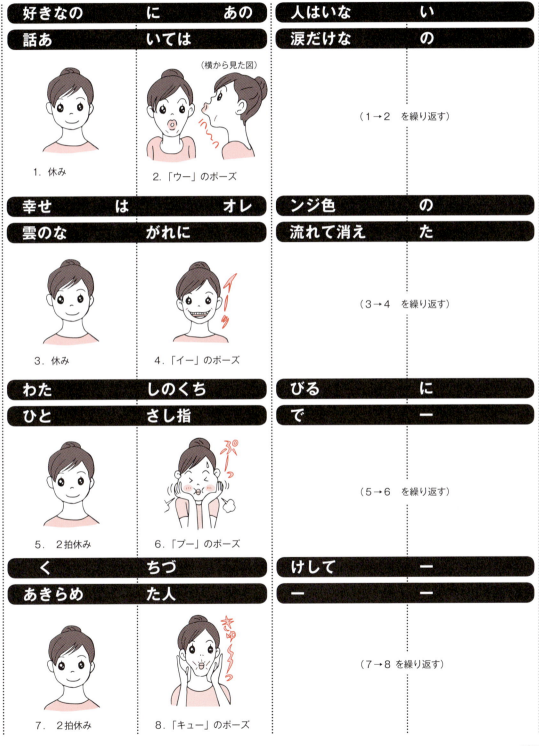

ごめんなさい　ね　あの	日のこと　　　は
恋のい　　　　　　みさえ	知らずにいた　　　の

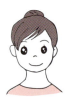
9. 4拍休み

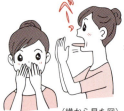
（横から見た図）
10. 「ベー」（両手で口元を隠す）

（9→10 を繰り返す）

間奏 8小節（前半4小節は身体の力を抜き笑顔を）

後半 5小節目	6小節目	7小節目	8小節目
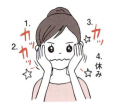 11. 3回カツ・カツ・カツ 　　4回目　休み	（11. を繰り返す）	（11. を繰り返す）	（11. を繰り返す）

2番

砂浜で泣きまねすると	やさしい声がながれてくるの
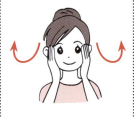 12.　耳下腺押し　前に回す	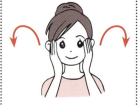 13.　耳下腺押し　後ろに回す
（12. を繰り返す）	（13. を繰り返す）

思い出は　オレンジ色の　雲のかなたに　浮かんでいるの

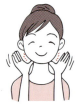
14.　顎下腺押し
（押す位置→ p.39 参照）

（14. をずっと続ける）

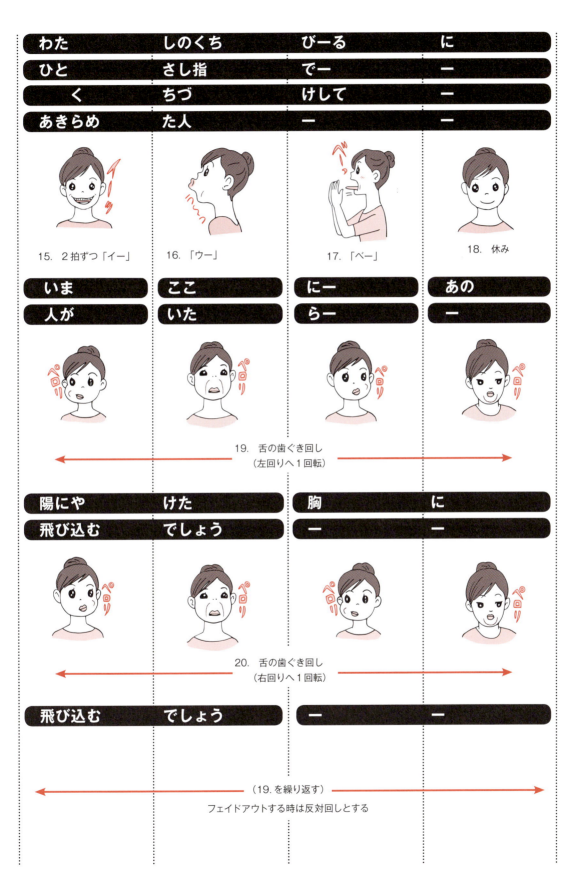

終わりに

全身のメインテナンスの出発点は、歌う口にあり

　読者の皆さまは本書をお読みいただきどのように感じられたでしょうか。

　私は日頃リハビリテーション病院でさまざまな障がいのある患者様の歯科治療と口腔ケアを行っています。リハビリの専門病院ですから、理学療法・作業療法・言語療法から体育までフルコースの訓練が行われます。しかし長期間入院することは少なく、自宅退院が基本です。

　入院中歯科診療室に通い口腔ケアや口腔リハビリを行い、口の働きが維持できたとしても、退院後のリハビリは誰が行うのか心配になることが少なくありません。家族が行うのか、デイサービスなどに通いリハビリを継続してもらえるのか、退院後の予想はなかなか難しいのです。

　そこで私は考えました。デイサービスや介護老健、特養、グループホームなど多くの事業所や医療施設、福祉施設で音楽療法士が活躍しています。皆さまに口のリハビリを目的にしたセッションをお願いすることが可能なら、退院後の患者様の機能維持につなげることもできるのではないかと。私が音楽療法士になったのも、そして本書をまとめたのも、このような考えがベースにあったのです。

　新たな国民病といわれる「フレイル」と「認知症」は口腔機能の低下から始まることが解明されてきました。そして2018年4月から医療保険が導入された「口腔機能低下症」の7つの症状と、音楽療法で観察すべき部位が共通していることは、とても画期的で重要な点です。

　音楽療法士のみなさんも今回ご紹介した「お口の元気度」評価法（OFAM）を使い、
① 対象者の気になる様子
② どのような声かけをしたか
③ 対象者の反応は
③ どのような選曲をしたか、またその根拠は
④ 周辺の医療職への申し送りをしたか　など
このような記録を残すことが大切で、この積み重ねが音楽療法の実績となり、ひいては音楽療法の効果を国民全般に伝えていくための礎となると確信しています。

① 音楽療法の効果を、理解できる簡潔でわかりやすい方法で関連職種に説明する必要。
② 音楽療法の効果を社会にアピールし、「音楽療法は高齢者の健康維持に効果があり、重要な活動だ」と認識してもらう必要。
③ その上で、保険点数や報酬加算への道を拓き、将来音楽療法士の国家資格化につながる可能性が出てくると考えます。

「歌うことで人の寿命が延びるだって？バカ言え」。本書の冒頭で紹介したあおいさんの事件はフィクションではなく、事実にもとづくものです。しかし、もうこのような考えから脱却する時期に来ています。

「フレイル」や「認知症」の予防では、口の中の些細な機能低下の状態、まさに「オーラルフレイル」の時点から音楽療法の介入が必要なのです。**歌う口腔リハビリが「全身のメインテナンスの出発点」**と心得てもらうように、共通認識を作っていかなければいけません。

また「オーラルフレイルを予防する歌う口腔ケア」は、音楽療法とは何だろうと興味を持っている人たちへの「呼び水」になると確信します。それを担うのが現在の音楽療法士の皆さまです。

音楽療法士はリハビリの一翼を担う音楽リハビリ専門職なのだと自覚し、自信を持って活動していただけるように、私も皆さまの背中を押すような活動を継続したいと考えております。

最後に本書をまとめるにあたり多くの方々に励ましと援助をいただきました。厚く御礼申し上げます。

甲谷 至

参考文献

- 牛木辰男、小林弘祐：カラー図解 人体の正常構造と機能 Ⅰ呼吸器．日本医事新報社、東京、2006
- 坂井建雄、河原克雅：カラー図解 人体の正常構造と機能 Ⅲ消化管．日本医事新報社、東京、2003
- James H Clay, David M Pounds（大谷素明訳）：クリニカルマッサージ ひと目でわかる筋解剖学と接触・治療の基本テクニック．医道の日本社、神奈川、2007
- 阿部伸一：摂食嚥下の機能解剖．医歯薬出版、東京、2014
- 阿部伸一：口腔からウェルエイジング．クインテッセンス出版、東京、2013
- 山田好秋：よくわかる 摂食・嚥下のメカニズム．医歯薬出版、東京、2015
- 金子芳洋：歯科衛生士のための摂食・嚥下リハビリテーション．医歯薬出版、東京、2011
- 葛谷雅文、雨海照祥：フレイル 超高齢社会における最重要課題と予防戦略．医歯薬出版、東京、2014
- 島田裕之：フレイル予防とリハビリテーション．医歯薬出版、東京、2015
- 菊谷武：オーラルフレイルの診かた第2版保険対応．医歯薬出版、東京、2018
- 平野浩彦、飯島勝矢、菊谷武、他：実践！オーラルフレイル対応マニュアル．公益財団法人東京都福祉保健財団、東京、2016
- 道川誠、平野浩彦、吉岡裕雄、他：歯科と認知症．メディア株式会社、東京、2015
- 植田耕一郎：長生きは「唾液」で決まる！．講談社、東京、2014
- 西山耕一郎：肺炎がいやなら、のどを鍛えなさい．飛鳥新社、東京、2017
- 今泉敏：言語聴覚士のための基礎知識 音声学・言語学．医学書院、東京、2013
- 竹林滋、斎藤弘子：英語音声学入門．大修館書店、東京、2013
- 斉田晴仁：歌う医師があなたの声をデザインする 声の科学．音楽之友社、東京、2016
- 福島英：声がきれいになる本．中経出版、東京、2007
- 甲谷至：歌うことが口腔ケアになる．あおぞら音楽社、東京、2008
- 甲谷至：介護予防 替え歌かるた・お国自慢70．あおぞら音楽社、東京、2010

- 武井典子、藤本篤志、木本恵美子、他：高齢者の口腔機能の評価と管理のシステム化に関する研究．日本老年歯科医学会雑誌、23、384-396、2009.
- 新開省二、渡辺直紀、吉田裕人、他：要介護状態化のスクリーニングに関する研究 介護予防チェックリストの開発．日本公衆衛生学会雑誌、57、345-353、2010.
- 遠又靖丈、寶澤篤、大森芳、他：1年間の要介護認定発生に対する基本チェックリストの予測妥当性の検証 大崎コホート2006研究．日本公衆衛生学会雑誌、58、3-13、2011.
- 新開省二、渡辺直紀、吉田裕人、他：「介護予防チェックリスト」の虚弱指標としての妥当性の検証．日本公衆衛生学会雑誌、60、262-273、2013.
- 藤本聡、山崎幸子、若林章都、他：虚弱高齢者に対する「太極拳ゆったり体操」の介護予防効果．日本老年医学会雑誌、48、699-706、2011.
- 松尾浩一郎、中川量晴：口腔アセスメントシート Oral Health Assessment Tool 日本語版（OHAT-J）の作成と信頼性、妥当性の検討．日本障害者歯科学会雑誌、37、1-7、2016.
- 水口俊介、津賀一弘、池邉一典、他：高齢期における口腔機能低下 学会見解論文2016年度版．日本老年歯科医学会雑誌、31、81-99、2016.

- 浅野純：フォークソングのすべて．全音楽譜出版社、東京、2006
- 浅野純：歌謡曲のすべて．全音楽譜出版社、東京、1996
- 野ばら社編集部：日本のうた．野ばら社、東京、2000
- 安田進：童謡のすべて．全音楽譜出版社、東京、1992
- 教芸音楽研究グループ：世界の名曲303．教育芸術社、東京、1981
- 金田一春彦・安西愛子編：日本の唱歌（上）明治篇．（中）大正・昭和篇．講談社、東京、1977・1979

●著者プロフィール

甲谷 至（こうや・いたる）

歯科医師
神奈川リハビリテーション病院歯科口腔外科部長
日本障害者歯科学会認定医
日本音楽療法学会認定音楽療法士

日本大学歯学部卒業。日本大学歯学部口腔外科助手、相模原南病院歯科を経て、1994年より神奈川リハビリテーション病院医長、1999年同副部長、2004年より現職。知的障がい者、頭部外傷による高次脳機能障がい者、脳卒中後遺症者、脊髄・頸髄損傷者などの歯科治療、口腔リハビリテーションを行う。

　音楽療法の臨床は相模原南病院、1994年から高齢知的障がい者施設の厚木精華園を中心に継続中。

　全国の行政主催の介護予防教室、医療や音楽療法関連の学会、音楽療法研究会で口腔ケアを目的とした音楽療法の講演会・研修会・講座を行っている。

　所属学会は日本音楽療法学会、日本障害者歯科学会、日本老年歯科医学会、日本医学写真学会、ドライマウス研究会、日本口腔リハビリテーション学会。

　主要著書に『歌うことが口腔ケアになる』、『介護予防 替え歌かるた・お国自慢70』（ともにあおぞら音楽社）。

　『賢者の学び舎』、『二月の勝者』、『響』、『テツぼん』などコミックのファンである。オルガン音楽を好み、カール・リヒター（パイプオルガン）とジミー・スミス（ジャズオルガン）のファンである。趣味はカメラと散歩。町の風景や道端の可愛い植物の撮影と、長野県軽井沢の澄んだ空気を吸いながらの散策が大好物。

「効果の見える音楽療法」実践BOOK
歌って気づく！フレイルと認知症
音楽療法で口から診断・予防します

2018年10月10日　第1刷　発行

著　者　甲谷 至
発行者　北島京子
発行所　有限会社 あおぞら音楽社
　　　　〒136-0073　東京都江東区北砂3-1-16-308
　　　　電話　03-5606-0185　　FAX　03-5606-0190
　　　　http://www.aoisora.jp/　E-mail info@aoisora.jp
　　　　振替　001110-3-573584

●カバー装幀・本文デザイン・図版・DTP ── 中村デザインオフィス
●カバー装画・本文イラスト ── 飛鳥幸子
●楽譜データ制作 ── 吉岡愛梨
●刷版・印刷・製本 ── 株式会社シナノ パブリッシング プレス

JASRAC 出 1809629-801

乱丁・落丁本はお買上げ書店または小社でお取り替えいたします。
ただし古書店類を通じてご購入のものはお取り換えできません。
※本書のコピー、スキャン、デジタル化などの無断複製は、著作権法上の例外を除き禁じられています。
本書を代行業者の第三者にスキャンやデジタル化させることは、個人や家庭内での利用目的であっても著作権法違反となります。

©2018　Itaru　Kouya
Printed in Japan
ISBN 978-4-904437-18-6　　定価はカバーに表示してあります

「はじめよう音楽リハビリテーション」の本文内容より

即実践できる50の音楽ゲームの「目的」一覧
事前・事後に使える評価表付きです

分類	本書のゲーム名	運動機能面				言語機能面							認知機能面					社会性（活動・参加）						ゲームでの使用曲
	ゲームの目的 ●は主目的 ◎は副目的 ○は集団活動	上肢の可動域の拡大	手指の可動域の拡大	下肢の可動域の拡大	頸部の可動域の拡大	舌の運動能力	発声持続力	声量のコントロール力	声量の拡大	呼吸量	語想起能力	喚語能力	漢字形態想起能力	注意の転導能力	注意の分配能力	注意の持続力	短期記憶力	半側空間無視の改善	情動発散	他者認知	自発性	判断力	社会適応	心理的安定	
運動機能の向上	①あいうえたたき	●												◎	◎				○		○	○		○	①赤とんぼ
	②さいたちった！	●	●											◎	◎	◎			○		○	○		○	②バラが咲いた
	③まわしてふんで			●										◎	◎				○		○	○		○	③むすんでひらいて
	④カンカンボールまわし	●												◎					○		○	○		○	④銀座カンカン娘
	⑤さかさ旗揚げ	●												◎					○		○	○		○	⑤ああ人生に涙あり
	⑥360度のボール	●												◎					○		○	○		○	⑥三百六十五歩のマー
	⑦二人の腕は若い	●												◎	◎	◎			○		○	○		○	⑦二人は若い
	⑧いっぽんな〜ら？			●							◎			◎					○		○	○		○	⑧いっぽんでもにんじ
	⑨となりで膝あげ			●										◎					○		○	○		○	⑨むすんでひらいて
	⑩交互立ち			●										◎					○		○	○		○	⑩夕焼け小焼け
	⑪背中伝達ーリズム編	●	●											◎					○		○	○		○	⑪オリジナル・リズム
	⑫チェンジ手足	●												◎					○		○	○		○	⑫オリジナル・リズム
	⑬故郷タッチ	●												◎					○		○	○		○	⑬故郷
	⑭マラカスやぎさん	●												◎					○		○	○		○	⑭山羊さんゆうびん
	⑮ジェンカせんか？			●										◎					○		○	○		○	⑮レット・キス（ジェンカ
言語機能の向上	⑯森のカテゴリー										●			◎					○		○	○		○	⑯森のくまさん
	⑰知床体操	◎					●							◎					○		○	○		○	⑰知床旅情
	⑱かえるのフー							●						◎					○		○	○		○	⑱かえるのがっしょう
	⑲故郷のばし						◎		◎	●				◎					○		○	○		○	⑲故郷
	⑳ベロ記憶					●								◎		◎	◎		○		○	○		○	⑳オリジナル・リズム
	㉑あいうの歌								●					◎					○		○	○		○	㉑ドレミのうた
	㉒こだまなかま								●					◎					○		○	○		○	㉒二人は若い
	㉓名詞チョイス										●			◎			◎		○		○	○		○	㉓七つの子
	㉔トントン語想起										●			◎					○		○	○		○	㉔オリジナル・リズム
	㉕歌かんじ												●	◎					○		○	○		○	㉕雨降り、靴が鳴る
認知機能の向上	㉖いろんな太鼓みつけた													◎	◎		●		○		○	○		○	㉖ちいさい秋みつけた
	㉗ドレミの鳴子													◎	◎		●		○		○	○		○	㉗ドレミの歌
	㉘たしひきソング													◎	◎		●		○		○	○		○	㉘足し引きソング
	㉙ウルトラドン													◎	◎		●		○		○	○		○	㉙リンゴの唄、青い山脈
	㉚こんにちは楽器							◎						●	●				○	○	○	○	○	○	㉚こんにちは赤ちゃん
	㉛タダぬきのワルツ							◎						●	●				○		○	○		○	㉛星影のワルツ
	㉜幸せならたしざん	◎	◎											●	●				○		○	○		○	㉜しあわせなら手をたたこ
	㉝リレー語想起										◎			●	●				○		○	○		○	㉝瀬戸の花嫁
	㉞上を向いて…	◎			◎									●	●				○		○	○		○	㉞上を向いて歩こう
	㉟対（ペア）たたき	◎												●	●				○		○	○		○	㉟ブルー・シャトウ
	㊱桃太郎リレー	◎												●	●				○	○	○	○	○	○	㊱桃太郎
	㊲色違いチューリップ							◎						●	●		◎		○		○	○		○	㊲チューリップ
	㊳踊るクマさん	◎															●		○		○	○		○	㊳森のくまさん
	㊴トントン数字カップル													◎			●		○		○	○		○	㊴オリジナル・リズム
	㊵トントン・ポーズ	◎															●		○		○	○		○	㊵とんがり帽子
	㊶リズム・ジェスチャー	◎												●		●			○		○	○		○	㊶ぶんぶんぶん
	㊷絵ドレミ記憶							◎						●					○		○	○		○	㊷ドレミの歌
	㊸目かくし缶缶													◎		●	●		○		○	○		○	㊸春の小川・かたつむ
	㊹シャボン玉計算													◎		●	●		○		○	○		○	㊹しゃぼん玉
	㊺数字でシェイク	◎												◎	●				○		○	○		○	㊺四季の歌
	㊻落・回・飛・止	◎														●			○		○	○		○	㊻夢想歌
	㊼さかさまあいさつ													●		●	◎		○		○	○		○	㊼世界の国からこんにち
	㊽かがし							◎						●					○		○	○		○	㊽七つの子
	㊾5文字歌リレー							◎						●					○		○	○		○	㊾春の小川
	㊿交互うた							◎						●	●	●			○		○	○		○	㊿証城寺の狸囃子

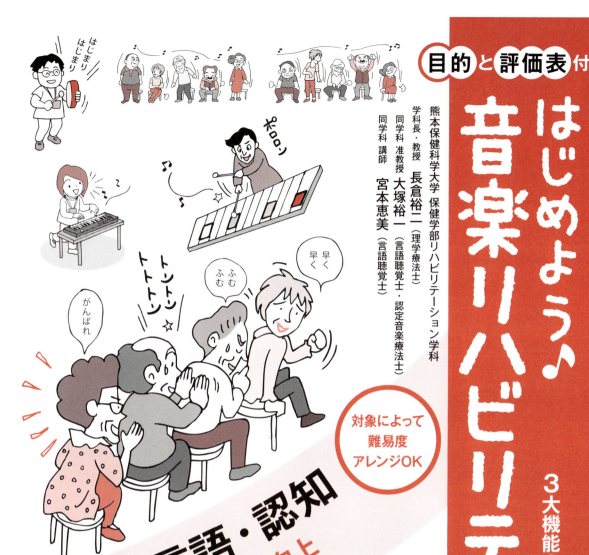

独習用 CD付

音楽療法で使う 即興・伴奏・作曲

ここから始めれば誰でもできる

初心者のための30日間マスター！

菅田文子 [著・作曲・CD演奏]　A4判・112頁・70分CD・譜例多数
ISBN 978-4-904437-14-8　定価（本体1,900円＋税）

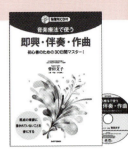

音楽療法士に求められるのは、
既成の楽譜に書かれていないことを演奏する力です。
それが即興・伴奏・作曲です。

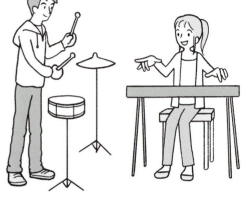

30日間でマスターします（本書の構成）

1. 対象者に合わせるための練習①
2. 対象者に合わせるための練習②
3. ペンタトニック　自由に即興演奏をするための練習
4. さまざまなペンタトニック
5. 主要三和音の伴奏づけ（長調）
6. 主要三和音の伴奏づけ（短調）
7. 主要三和音の即興的な使い方
8. 主要三和音で一緒に演奏を終わる練習（key=F♯）
9. 基本拍を促す伴奏①　既製曲の基本拍
10. 基本拍を促す伴奏②　太鼓とピアノの即興
11. 基本拍を促す伴奏③　太鼓とピアノの即興、応用
12. 基本拍を促す伴奏④　太鼓とピアノのテンポ変化
13. 基本拍を促す伴奏⑤　太鼓、シンバルとピアノの即興課題
14. さまざまな伴奏パターンを学ぶ①　民謡
15. さまざまな伴奏パターンを学ぶ②　軍歌
16. さまざまな伴奏パターンを学ぶ③　演歌
17. 目的に合わせて作曲する①　リラックス体操の伴奏
18. 目的に合わせて作曲する②　タオル体操の伴奏
19. 目的に合わせて作曲する③　嚥下体操の伴奏
20. 目的に合わせて作曲する④　「待つ」ための曲を作る
21. 目的に合わせて作曲する⑤　動きを促す音楽の作曲
22. 目的に合わせて作曲する⑥　気持ちを表す音楽の作曲
23. 目的に合わせて作曲する⑦　言葉や詩に曲をつける
24. 1音のためのアレンジ
25. 1音のための作曲
26. モード（旋法）と慣用的な表現①　ドリアンのスケール
27. モード（旋法）と慣用的な表現②　リディアン、中近東のスケール
28. モード（旋法）と慣用的な表現③　スペイン風音階
29. モード（旋法）と慣用的な表現④　民謡音階の即興
30. 臨床における応用

1人でできる課題と、2人で行う課題に分かれています

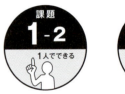

6つの目標
（本書でできるようにすること）

1. 自分が覚えているメロディーは、楽譜がなくても弾けるようになること
2. 自分が歌えるメロディーに伴奏がつけられること
3. 体操や手遊びにオリジナルの伴奏をつけること
4. 基本拍を促す伴奏ができること
5. 音楽療法の活動目標にそった作曲ができること
6. 対象者の作った詞に曲をつけること

本書では、多数の作曲例を紹介しています。
現代の若者の心に寄り添うための作曲として、
ボーカロイドを使った作品もCDに入っています。

●本書は、既刊『相手を活かす即興と伴奏』を大幅に増補改訂し、多数の参考演奏を収録したCDを付録としたものです。